本书系四川省科技厅、泸州市政府、西南医科大学联合科研专项资金软科学计划项目"体验认知视角下医学生伦理道德培养模式研究（2014TSX－0177)"的阶段性成果

## 课题组成员

李孝英　邓家齐　傅哲伊　杨　笛　袁继红

# 医学生伦理道德培养模式研究

YIXUESHENG LUNLI DAODE
PEIYANG MOSHI YANJIU

◎李孝英等 著

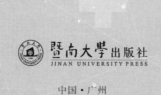

暨南大学出版社
JINAN UNIVERSITY PRESS

中国·广州

图书在版编目（CIP）数据

医学生伦理道德培养模式研究／李孝英等著．—广州：暨南大学出版社，2017.12

ISBN 978 - 7 - 5668 - 2131 - 7

Ⅰ.①医…　Ⅱ.①李…　Ⅲ.①医学院校—大学生—职业道德—培养模式—研究　Ⅳ.①R192

中国版本图书馆 CIP 数据核字（2017）第 137951 号

医学生伦理道德培养模式研究

YIXUESHENG LUNLI DAODE PEIYANG MOSHI YANJIU

著　者：李孝英　等

·················································································

出 版 人：徐义雄
责任编辑：颜　彦
责任校对：徐晓越
责任印制：汤慧君　周一丹

出版发行：暨南大学出版社（510630）
电　　话：总编室（8620）85221601
　　　　　营销部（8620）85225284　85228291　85228292（邮购）
传　　真：（8620）85221583（办公室）　85223774（营销部）
网　　址：http：//www.jnupress.com
排　　版：广州良弓广告有限公司
印　　刷：佛山市浩文彩色印刷有限公司
开　　本：787mm×1092mm　1/16
印　　张：7.75
字　　数：100 千
版　　次：2017 年 12 月第 1 版
印　　次：2017 年 12 月第 1 次
定　　价：25.00 元

# 前　言

　　这本《医学生伦理道德培养模式研究》是在体验哲学的指导下进行编写的，其目的是在体验认知视角下探索医学生伦理道德培养模式及其构建。本书的作者结合自身的教学和管理经历为医学生伦理道德培养模式及其构建做了较为全面的探讨，并举了很多实例进行分析，以期和医学工作者分享并能给他们一定的启迪。

　　本书的作者都是工作在医科大学的一线教师，第一章"医学生伦理道德培养现状及存在问题综述"由教学医学专业英语的邓家齐老师编写；第二章"体验认知的哲学原理阐释"由具有哲学背景，教授医学生多年并在攻读认知语言学博士的李孝英老师编写；第三章"体验认知视角下医学生伦理道德培养模式主要内容"由一线专门从事医学生管理的研究员杨笛编写；第四章"体验认知视角下医学生伦理道德培养模式构建"以及结语由具有留学背景，既担任一线英语教师又同时负责学生管理工作的傅哲伊老师编写；第五章"体验认知视角下医学生伦理道德培养模式展望"由教授医学生多年、经验丰富的袁继红老师编写。此书是我们课题组团队的结晶，但是不足之处在所难免，希望同行专家批评指正。

著　者

2017 年 10 月

# 目　录

# 第一章 医学生伦理道德培养现状及存在问题综述

伦理学，是对道德的哲学研究，即道德哲学。道德，是衡量人们行为准则规范的标尺。伦理道德可理解为内在的价值理想或外在的行为规范。樊浩在《当前中国伦理道德状况及其精神哲学分析》一文中指出，"在人类文明和人的生命进程中，伦理世界总是伦理道德精神的起点和家园。'人之有道也，饱食、暖衣、逸居而无教，则近于禽兽。圣人有忧之，使契为司徒，教以人伦。'这段经典话语中国式地诠释了伦理世界的精神家园意义：'教以人伦'是'人之有道'的始点和必由之路。人之为人，在于有其超越于个别性之上的公共本质，伦理的可能性，道德的可能性，在于个体对其公共本质的信念和坚守"[①]。伦理道德在社会中的重要性可见一斑。在涉及医患关系这样特殊又敏感的问题时，对医学伦理的探讨更是伦理道德中不可或缺的部分。

---

① 樊浩．当前中国伦理道德状况及其精神哲学分析．中国社会科学，2009（4）．

## 一、医学生伦理道德培养现状

随着社会的飞速发展和科技的不断进步，社会对生命价值观念的尊重日趋明显，医学与人的生存和发展关系也愈来愈密切。卡斯蒂廖尼曾说："医学随着人类痛苦的最初表达和减轻这痛苦的最初愿望而诞生，由于最初需要解释人体发生的各种现象和以心灵为主题进行最初的辛勤探索而成为科学。"[①] 所以说，对医生来说，救死扶伤本身就是一种善行、一种伦理行为。再者，医疗行为具有较强的专业技术性，拥有专业医学知识的医生拥有绝对的话语权，这就意味着，在就医过程中病人必须得听从医生的指导，并且其间也会涉及病人的很多隐私。因此，对医务人员来说，一种特殊的道德义务产生了：一切从病人的切身利益出发，关心病人进而赢得病人的信任。然而，一些医务工作者的道德现状却令人担忧，比如：为谋取经济利益收受药品回扣、开单提成；为病人服务的意识淡薄；对待病人态度恶劣、不耐烦。几乎每个人都有生病看医生的经历，笔者从自身的经历出发（当然不否认有很多医术精湛、医德高尚的好医生），总结了自己很多时候看病的经历：排很久的队，好不容易到了，但有的医生"惜字如金"说不了几句话，对于病人的问题也不耐烦回答。这直接导致医患沟通不足，产生医患矛盾，以致医患关系紧张，而这些现象对在校医学生的医德观念也产生了一定影响。医学生是医疗事业的后备人才，因此帮助医学生树立正确的人生观、价值观是医学院校培养合格医学人才的一项重要任务。在强化专业知识学习的同时还必须进行医学生职业道德教育，让未来的医务工

---

① 杜治政. 医学伦理学魂归何处——医学伦理学 30 年的回顾与思考之二. 医学与哲学，2010（21）.

作者能够成为既有丰富的医学专业知识技能，又具备高尚的医德品质和崇高的敬业精神的医生，为社会的发展和人民的健康事业做出重要贡献。

我们来看看国外对医学生的培养。医学专业人才培养的目标直接关系到人才培养的质量和水平，只有明确了培养目标，才能更加有效且有针对性地实施培养计划，培养出医术精湛、医德高尚的优秀医生。各国对医学生综合素质的教育都非常重视，要求培养出的医生兼具保健者、决策者、沟通者、社区领导者和管理者的素质。进入20世纪80年代后，西方国家更是将"敬业精神和伦理行为"看成是医疗实践的核心。1987年，英国的医学院校在整个医学教育过程中融入了医学伦理学；从1995年开始，美国大部分医学院校便开设了人文课程。西方人文课程注重实用性，表现为"轻理论、重行为"。除此之外，西方国家医学院校经常开展各色课外活动，让医学生在课外活动中接受职业道德教育，比如参加讨论会等。德国的医学院校让医学生走近病人、走进医院，开展"关爱生命"的义工活动，培养了医学生的医德情感；加拿大的一些医学院校通过网络创办了"道德教育社区"。西方伦理学家普遍认为医学伦理学理论内容的理解只是起点，切身的实践与体验才能深入核心。因而早期接触临床的主要目的是医德教育和实践，培养医学生的责任感、同情心、使命感，并将道德教育融入专业课的教学中。

我国医学院校在医德教育中存在以下主要问题：在医学教育目标的制定方面，虽然1995年教育部制定了总体教学目标，但随着社会的发展和医学模式的转变，目标并没有体现变化与发展，使得医学生在科学思维能力、人文精神、创新意识等方面存在短缺，协调人际关系能力不足；在课程设置方面，片面强调专业知识，忽视了综合素质教育的内容，人文科学的课时少，知识结构不合理；在继续教育中，医学专业人员缺乏终身学习、自主学习的能力，一定程度上制约了医德素养的提升。因此，国外的经验值得我们借鉴。

现今我国在校医学生伦理道德培养情况如何，又存在哪些问题？笔者将就此做一个梳理总结。

## 二、医学生伦理道德培养存在问题

医学伦理学是研究人与人之间道德关系及人的伦理修养的一门学科，与医德相关的因素有很多，对于医学生良好医德的养成、医学伦理决策和评价能力的形成以及医学科研伦理意识的培养作用是其他学科所不能代替的。医学伦理学课程的开设是医学伦理道德教育的主渠道，课程教育目标责任之一是向学生灌输系统的医德基本理论，目标责任之二是帮助医学生正确认识和处理医疗实践中的各种伦理道德问题。因此，一方面，作为医学伦理学课程教学主体的教师，必须对学生进行系统的医学伦理道德理论教育，以训练学生最基本的思辨能力，重点包括关于道德意识形态的一般理论，医学伦理道德的形成、发展理论和关于医学伦理道德的理论实践等，使学生对医学伦理道德有一个概括的认识；另一方面，医学伦理学教师要让学生理解医学伦理道德不仅表现在对待病人的态度和行为上，还表现在医学研究发明创造上。

医学类的院校是为国家和人民培养医疗人才的基地，而这些院校进行医德教育不仅是为了提高医学生的道德素养，也是为国家的医疗行业担当应有的责任。为适应社会的需要，高等医学院校要努力把医学生培养成为具有精湛医术和高尚医德的医务工作者，为推动医学事业的发展和人类进步做出贡献。这是时代赋予高等医学院校的光荣使命，也是高等医学院校把德育工作放在首位的根本体现。

在传统的医德教学模式中，众多的医学院校给予了学生全面的知识，不仅有教授相对应的医学理论和实际技能，也有对学生进行医德操守内容的灌输。这些年来，有许许多多的医学院校毕业人才从学校走向医疗行业，为国家与人民做出了贡献。但是，随着社会的不断发展，一方面，生命科学领域发生了快速的发展，使社会主义医德的内容发生了变化；另一方面，社会发展导致了人们价值观念的变化，尤其是使得医德教育的对象——医学生的理想信念和价值判断发生了很大的变化。而在此时，医学院校却没有紧跟时代的发展，还是延续旧有的教学模式，医德教育课程不能够革新换代，医德教育得不到各方面的关注，使得教学效果不太明显。就目前来看，我国大多数医学生的学习积极性强、学习目的明确，有过硬的专业素养和较强的责任心，并且也能够正确理解医德与医术的关系。但是，在面对社会上的一些现实问题时，也有不少医学生缺乏坚定的职业理想和医德信念，医学伦理观念淡薄，并且对医务人员医德规范和基本原则缺乏了解，对不良的医德医风现象缺乏正确认识。这些问题的存在，与医学生在校期间所接受的伦理道德教育有很大关系。而我国现阶段的医学生伦理道德教育尽管取得了一定成效，但仍然存在诸多问题，有必要对现存问题进行进一步研究并逐渐加以解决。

## （一）课程设置存在缺陷

### 1. 理论与实践脱离

由于我国教育制度存在弊端，导致理论和实践脱离，现有的医德教育主要是通过说教的方式进行传授，学生很少有机会通过亲身经历进行体验。课程设置和教学内容无法适应社会发展要求，如直接涉及医学伦理道德教育的课程"医学伦理学"在课程性质的界定、开课时间的安排上都相当随意，缺乏合理化论证。笔者就学校医伦理学课程教学情况做了调查，发现本门课由思想道德修养教研室开设，定位为只有临床医学专业学生才有资格修的限选课；开课时间在大二，学习时间偏早；并且授课课时量太少，班级人数太多，无法达到伦理道德教育实际目标。就教学情况分析，这一阶段的学生尚处在基础课的学习层面，很少接触到医学专业技能的学习，对于疾病痛苦、医患关系、医学伦理等缺乏应有的感性体验。正因为学生不能获得真实的体验，感受不深，导致理论难以转化为实际行动。在教师结构上，目前从事医学伦理教育的教师的专业背景多为人文社会科学，本身缺少必要的医学专业知识，在教学中比较偏重于纯伦理知识的传授，容易造成理论与实际脱离。就学生的学习态度来看，绝大多数学生将其当作一门思想道德修养课、医生职业道德课，认为这种课就是讲大道理，唱高调，没什么意思，可有可无。在教学方法上，依然以理论灌输为主，学生缺乏自主学习的积极性。虽然此时学生接触到了医学专业技能的学习，对于疾病痛苦、医患关系、医学伦理等有一定的感性体验，但据调查，大部分的医德教育都将学分和成绩作为考核目标，没有将提高医德能力作为目标，学生往往是被动地接受此类课程，或者就是为了分数而学习。医学伦理教师、专业技术教师、公共课教师、学生管理人员等没有把理论与实际结合起来，所以学生在医学伦理道德方面的真实体验和感受不深，导致医学伦理理论难以转化为实际行动。再加之很多学校对此不太重视，淡化了对学生的医德教育，以至于医术交流讲座常有，医德教育讲座难开，这更加导致医学生在大学毕业后的医德教育出现无法衔接的情况，导致自身医疗水平有所增长，收入有所增长，医德素质却逐渐减弱。之所以会产生此种情况，是因为医德教育脱离实践环节，医务工作者没有与患者建立两位一体的感觉，不能深刻体会患者被病魔折磨的痛苦，更没有认识到自己作为一名医务工作者所要承担的责任和义务。这一系列问题的存在直接导致教学实效大大削弱，医德教育难以发挥其应有的作用。

因此，医德教育的展开不仅要将目标清晰确定，还要将理论与实践结合，使之成为一个整体，让学生深入临床，亲身体验，这样才会发挥有效的作用。只有这样，才能够让医学院校的学生在价值观与人生观两方面都得到一个更高层次的提升，让学生在实践中谨遵医德操守，服务于医疗事业，将目前医疗行业中的不道德风气驱之一空。

2. 人文道德课程比例低

我国大多数医学院校是单科性大学，其校园文化氛围及办学品位与综合性大学相比有很大差异，使医科类的人才培养有一定的局限性，对医学生人文素质道德教育投入不足，效果不理想，没有真正从根本上改变。虽然很多院校都已经提出加强医学生道德修养教育的方案，但也只是通过多开一些人文社科类的选修课、讲座，对学生进行人文素质教育，使学生对素质道德教育更深层次的意义仍缺乏足够的认识。又由于课程设置更加局限于繁重的医学专业课程及相关的自然科学和外语学习，学生对于人文社会科学的学习普遍忽视和厌倦，导致一些医学生人文素质不高。就医学教育来看，突出表现在以下方面：在教学中重专业知识教育，轻人文素质教育。我国的高等教育过分强调范围过窄的专业教育，注重培养学生的一技之长，医学教育也不例外。过分强调专业意识、专业教育的模式，导致了学生知识面狭窄、人文素质较差等问题的出现。从医学院校的专业设置、课时分配到师资队伍建设，医学专业素质培养教育的地位和比例一直占绝对优势，而医学人文素质教育相对薄弱。

在现有的医学教育中，人文课程的比例偏低。国外医学院校课程基本上由自然科学、人文社会科学、医学三大部分组成，其中美国、德国医学院校人文课程占总学时的比例较大，为 20% ~ 25%，英国、日本约为 10% ~ 15%，我国医学院校的人文课程学时大约占总学时的 8%。相比之下，我国医学院校的人文课程偏少。调查发现，在现有医学生教育中，尽管已通过改革使得医学教育的课程设置趋于合理，但传统的教学结构没有根本转变。如各院校人文课程门数近两年都有增加，但其中绝大多数是国家规定的大学生公共政治课，少有精神培养的内容，教育的课程门数少而且课时数相对偏低。重视医学的专业知识教育，忽略医学的人文精神教育的倾向没有得到根本改变。

## （二）教学主体认识不够

教学是个互动的过程，教师和学生都是教学活动的主体。在医学伦理的教学中，两个主体在认识上都有偏颇。教师对医学专业课程的讲授较为重视，而医学生的思想政治工作、医学伦理教育另有专人负责，这在无形中就使医学伦理学教学不能贯穿于整个医学教育过程。另外，少数医学生有失范行为，如论文造假、缺乏社会公德等，这不利于医学伦理规范的科学培养及良好职业行为习惯的形成。校园文化建设中缺乏医学人文关怀的启迪，实践实习中教学医院的带教老师更多地重视医学生专业技能的培养，开展各类专业讲座，拓展不同领域的前沿知识，但关于医学生的专业思想教育、职业操守和医学伦理教育方面的内容都很少。随着目前医学院校招生范围的扩大，带教老师的工作量增加，同时责任也增加了，因此出现了带教老师积极性不高、责任心不强，对医学生医学伦理职业操守培养重要性认识不足的问题。教师对医学专业课较为重视，医学生的思想政治工作也有专人负责，但是对医学伦理学存在认识上的偏差，将其简单地视为思想政治教育的一个补充，殊不知它是理论医学的一个组成部分，有着自己的理论体系和作用范畴。此外，课程教学形式颇显单一。据调查，我国医学伦理课的教学方法是以班级授课制为基本的教学形式，以课堂讲授为主，教师主要为专业教师。课堂讲授具备集中、短时和高效的特点，仍作为一种重要的教学组织形式为人们所乐于采用，具有较强的生命力。由于我国医学院校班级人数较多以及学生的学习习惯等原因，课堂讨论效果不甚理想，因此比较少开展。目前医学伦理学的教学以课堂讲授为主，通过课堂向学生教授理论、原则和规范，虽然也结合实际，但是以举例子的方法来证实这些原则和规范的正确性，教学的目的局限于让学生机械地掌握这些原则和规范。教学手段单一，造成教师上课"满堂灌"，学生"上课记笔记，考前背笔记，考后全忘记"的现象。另一个问题是教学内容脱离社会实际。社会上的医德医风中的种种不正常现象使得传统的医学伦理课难以自圆其说。学生原本就对简单的理论说教缺乏兴趣，与医疗实践脱节甚至相悖的说教更会加剧学生的逆反心理。医学教育注重的是技术的突飞猛进、知识的点滴传授，忽视的是人格力量；学生推崇的是精湛的技术、丰富的专业知识、坚定的政治立场，疏离的是温情和人道。

### （三）缺少合理的医德教育途径

传统的德育教育一直以来被认为是一种相对单独的教育，是与其他专业课脱节的，所以大众认为医德教育亦是如此。在医学院校中开展医德教育是提升医学生医德行之有效的方法，能让医学生对医疗行业的专项道德观念有所了解。但现今的医德教育授课是独立进行的，并没有随着专业教育的开展而开展，随着专业的发展而发展，随着医学教育阶段的转换而转换。医德教育应该是持续的教育而不是阶段性的教育，应该是随着专业教育一同发展的。在很多人的眼里，医德教育就是伦理教育，搞德育的老师不能将医德教育与专业教育相融合，不能与学生的现实生活化为一体，而是空洞地说教。在内容上，由于授课教师对医学专业不了解，不能将社会现实及医疗现实相结合，大部分都是采用理论和社会发生的案例进行讨论，既枯燥又空洞，这也是我国的长期教育模式所造成的。此种授课方式没能将德育内容有效地渗透于学生即将面临的职业现实中，更没有将医德教育贯穿于专业教育的始终，不能将现实中存在的医疗问题很好地从医德角度来讲解和评论，无法将医德教育与医学专业有机地结合起来。授课老师对现实医疗问题进行抽象而空泛的理论讲解，使学生很难消化和吸收，更使医德教育缺乏具体的可操作性，对在校医学生的医德观念的树立没有起到应有的作用，从而无法很好发挥培养优秀医学人才的作用。调查显示，医德课程是加强在校医学生道德素质的主要途径，其效果还是得到了部分学生的肯定的，但是与预想的效果还有很大的一段距离，有待进一步的提高，而医学专业课程将理论和实践结合，得到了医学生的肯定。其实，在医德课程的授课方式上，我们应该进行多种方式的宣传教育。例如，开展学生职业宣誓仪式。这种仪式是跨入该领域的第一步，同时也是一种信仰，在新生入校上课的第一天就举行该仪式，很容易激发其道德观念。授课教师也应该不断创新授课方式，开辟新的医德培养途径，突破枯燥、空洞的授课方式。授课方式的不断发展能够成为医德教育未来探索和发挥的新亮点。

### 三、医学伦理学的教学效果及建议

当代医学生对许多现实问题感到困惑，在医德认识和态度上各有差异，但大多数医学生的职业理想和医德信念都是积极向上的。实践证明，当前的医学伦理学教学取得了一定的成绩，能够在一定程度上提高医学生的医德修养，有利于医学生形成正确的医德观念，但在教学上仍然存在一些缺陷。因此，应根据当代医学生的医德现状特点，结合医学教育的实际，完善医德评价标准，增强教育的针对性，加强正面教育、正确引导，并加强医患沟通技巧的训练，最终使医学生能正确处理各种道德冲突，构建和谐医患关系。

# 第二章　体验认知的哲学原理阐释

本章主要是从四个方面来探讨体验认知的哲学原理，即：体验哲学发展渊源、现象学中的体验观、莱考夫（Lakoff）和约翰逊（Johnson）的体验哲学以及体验哲学对医学生伦理道德培养的指导作用。通过对这四方面的较为详尽的探讨和追忆，以期从理论上说明医学生伦理道德培养确实要从体验认知出发，突出体验认知在医学生伦理道德形成过程中的现实性和重要作用。

## 第一节　体验哲学发展渊源

体验哲学的发展历程源远流长，可以追溯到古希腊亚里士多德时代。在历史的长河中，体验哲学经历了个体体验化、经验主义、实用主义、现象学体验观、系统的体验哲学等阶段，现在的体验哲学已经比较成熟，并被运用于各种领域和各科学研究上，彰显出了无穷魅力。下面大致梳理一下体验哲学发展过程中较为突出的代表性人物及其主要观点和主张。

古希腊亚里士多德（前384—前322）提出了"个体"体验哲学观。亚里士多德认为所有事物都是由形式（form）和质料（matter）构成的，"体验"是一个个体化（individuation）的问题。一定的质料只能同一定的真实质料相结合的认识论反映了他的唯实观，但他的体验个体化论始终困扰着哲学家们。

洛克（1632—1704）是经验主义哲学家，他也注重体验经验对人们对世界的认知的重要性，他批判天赋观念论，论证了认识来源于感觉的经验论原则。洛克于 1690 年出版了四卷本的《人类理智论》，分别论述了以下内容：倡导白板说；反对天赋说；系统阐述经验主义观念论；人们用词语来表达观念，且词语来源于感知；人们凭借这些观念来理解我们的知识。他指出"人的一切观念来自感觉和反省"。仔细品味此话不难理解，其中包含了两层深刻含义：①感觉，主要指人的感官对客观对象的感受和体验；②反省，主要指对通过感性获得的经验进行内在认识加工。他在三百多年前就从外部和内部这两个方面论述了人类心智和知识的起源，这当可视为我们今天所提倡的"体认观"之先声。① 他认为人的心灵如同白板，观念和知识都来自后天，并由此得出"天赋的智力人人平等"的结论。他认识到教育的巨大作用，并认为人类之所以千差万别，是由于教育之故。但遗憾的是，他的唯物主义经验论不彻底。

马克思（1818—1883）是广为人知的历史唯物主义哲学家、思想家和无产阶级精神领袖。虽然大多数人都很少提及马克思与体验哲学之间的关系，但是事实是，马克思也属于地地道道的体验哲学的先驱，他的一切从实际出发的实践观不能不说是体验观。他早在 1845 年就在《关于德意志意识形态》一文中指出："思想、观念、意识的生产最初是直接与人们的物质活动，与人们的物质交往，与现实生活的语言交织在一起的，观念、思维、人们的精神交往在这里还是人们物质关系的直接产物。"② 马克思一生撰写了大量的著作，

① 王寅. 体验哲学探源. 外国语文，2010（6）.
② 马克思，恩格斯. 马克思恩格斯全集：第 3 卷. 北京：人民出版社，1960.

第二章 体验认知的哲学原理阐释

在哲学方面，他强烈批判传统西方哲学片面强调理性而把思维和存在相分离的观点。他认为，"思维"既不是纯粹主观意义的理性，也不是纯粹生物学意义的个人经验，而是实践感性活动的、具有主观能动性的"现实的人"。"存在"既不是思维自身的产物和规定，也不是外界在心智中的镜像反映，而是与人发生关联的那部分事物，是人类实践活动的对象。他还指出实践是人的一种存在方式，是人的本质特征，并以此为出发点实现了对西方形而上学的颠倒，将哲学研究内容确定为研究人的现实存在及其客观基础，研究以实践为基点和中介的人和自然、人和人之间的交互关系；同时强调了人的现实性，使得哲学理论不再是抽象的教条，而被改造成指导人们行动的指南，这样就在实践的基础上确立了主体与客体的辩证关系，也改变了主体自身的意义。[①] 马克思的体验实践观，是和后来的现象学体验观以及和莱考夫与约翰逊的体验哲学一脉相承的。

　　胡塞尔（1859—1938）是20世纪现象学学派创始人。现象学致力于研究人类的经验以及事物如何在这样的经验中并通过这样的经验向我们呈现。[②] 从这个概念我们可以看出，现象学实际就是一种体验哲学，它把身体当作是经验向我们呈现的基础，没有身体的个体经验就不能做出对客体现象的描述。胡塞尔现象学分为三个时期：前现象学时期（1900年以前）、现象学前期（1901—1913）和现象学后期（1913年以后）。他在前两个时期建立了从个人特殊经验向经验的本质结构还原的"描述现象学"，这种"描述现象学"就是通过直接、细微的内省分析达到澄清含混的经验的目的，从而获得各种不同的具体经验间的不变部分，即"现象"或"现象本质"；而

① 王寅. 体验哲学探源. 外国语文，2010（6）.
② 罗伯特·索科拉夫斯基. 现象学导论. 高秉江，张建华，译. 武汉：武汉大学出版社，2009.

他的后期现象学所关注的中心思想是先验意识的构成作用及主体在其特殊世界内体验到的"生活世界"。他认为从个人生活世界向人类共同世界的过渡，是通过"主体间关系体"来完成的，所以他后期的思想落入了先验唯心主义与彻底主观主义的立场而遭受到批判。关于胡塞尔的体验哲学观，将在后文较为详细地厘清。

杜威（1859—1952）是经验的实用主义哲学家、教育家，是美国实用主义教育思想的先锋代表。他的教育本质论从实用主义经验论和机能心理学出发，提出了"教育即生活"和"学校即社会"等比较现代的教育理念。他认为最好的教育就是从生活中学习，从经验中学习。他还认为学校应该成为一个小型的社会和一个雏形的社会，在学校里，应该把现实的社会生活简化到一个雏形的状态，应该呈现现实的社会生活。杜威是一个强调经验在学习中的重要性的体验哲学的先行者。他的代表作是 1922 年的《人类本性及行为：心智社会学入门》和 1925 年的《经验与自然》。他认为经验就是生活、行动、实践，具有双重性（double-barreled），包括事物、事件及其特性等客观的东西（形成源初经验），也包括情感、意志、思想和理性分析等一切心理意识的、主观的东西（形成反思经验），这样就可将主客二体有机地结合起来，并以此为出发点批判身心二元论。他的理论突出了人与环境的互动因素和经验的整体性，确立了主体与客体、精神与物质、经验与自然之间的连续性，着重从机能效用的角度来看待人类的实践。①

梅洛—庞蒂（1908—1961）是法国著名的存在主义哲学家，也是现象学家，他是典型的"己身"存在论者。他和萨特是法国无可争议的一代哲学宗师。1945 年，梅洛—庞蒂出版了代表性著作《知

① 王寅．体验哲学探源．外国语文，2010（6）．

第二章 体验认知的哲学原理阐释

觉现象学》，在这本名著中，他认为主体和客体不是两个独立的实体，而是来自不固定的、整合而成的经验，他基于此创立了"身体—主体"（又译"己身"）这一概念（后来叫肉体），认为知觉便处于"己身"与世界之间，倡导心智的根源在于身体的唯物论思想，并鲜明地提出了身体知觉对于概念和命题形成的存在论观点，以此来批判笛卡儿的二元论。他认为人自己的身体是知觉主体，既能主动感知外界，又能被自己感知，这一"己身"是人类在此世界中的一种生存方式，用他的原话来说："概念和判断是知觉主体通过己身进行概念化和图式化的结果，人是通过身体的图式向物体、他人、世界开放并占有和分享世界的一种生存方式。"所以，被感知的世界绝不是知觉对象的总和，其间必有人"己身"的介入，必受身体图式投射的影响。① 这部著作是对胡塞尔现象学最好的解释，同时也发挥和创造出了属于自己的天才思想。他突破了意识现象学的藩篱，达到了用"身体"（body）形式对个体哲学意念（notion）做出解释，并从现象学描写的视角去解释"身体"。② 梅洛—庞蒂的体验哲学思想是通过"身体"体验来达到认知目的的"显像"学，可以说已经比较成熟了。他强调"身体"对意识的重要性，实际上其"身体"现象学还是属于没有将身体和意识根本区分开的一种身—心现象学，有其一定的局限性。

普特南（1926—2016）是美国逻辑学家、科学哲学家。他主要研究实在论、指称、真理和科学合理性等问题。他提出科学实在论应坚持三个原则，即：成熟科学的名词是有指称的；成熟科学的理论定律是近似于真的；前后相继的科学理论有共同的指称。他认为

---

① 王寅. 体验哲学探源. 外国语文，2010（6）.

② MERLEAU - PONTY M. The phenomenology of perception. London：Routledge and Kegan Paul，1962：296.

我们的语言文化共同体的概念框架一方面为我们整理出世界，另一方面规定了语言记号的使用。语言对于我们认识和掌握世界具有十分重要的作用，而语言又是理性加工的结果，这样世界外物就不是独立于概念框架和语言而存在的，事实常与价值相互渗透，我们所说的客观性只能是我们概念框架中的"客观性""合理性"。只要是合理的、可接受的，就是科学的，就是真理。因此，世界外物和语言符号都同样存在于人大脑里特定的概念框架中，它们只是在这个框架内部中具有对应性，这就是他将这一理论冠以"内部实在论"之名的原因。① 他的"内部实在论"为后来莱考夫和约翰逊提出的完整的体验哲学理论奠定了坚实的理论基础。

施密茨（1928—）是典型的身体现象学家，他构建了一个新现象学体系，他的新现象学又叫"身体现象学"。他认为人的直接生活经验、体验，以及人的情绪的震颤状态，不涉及显现的原因，因为人要认识的是不可怀疑的事实，即现象，现象是自身所显现出来的东西。施密茨区分了"肉体"和"身体"，前者指借助于眼、手等能通过感官感知到的自身肉体，通过它获得的感觉叫"肉体的知觉"；后者指不需要借助于感官就能感知到的肉体上发生的感觉和情绪震颤状态，这种可直接获得的知觉叫"身体的知觉"，没有特定的位置和方向。他所认为的主体，首先就是身体的情绪震颤的事态，无须借助视觉、听觉和触觉就能亲身感受到，如畏惧、疼痛、饥饿、干渴、压抑、惊吓、疲倦、快感、清醒、身体的舒适、深呼吸时的伸展感、早晨醒来后头脑昏昏沉沉或虚无缥缈的感觉等；同时也包括许多别的东西，如他人、家庭、民族、科学和技术的事态。②

莱考夫和约翰逊创立了全新的哲学理论，即体验哲学。虽然20

第二章 体验认知的哲学原理阐释

---

① 王寅. 体验哲学探源. 外国语文，2010（6）.
② 王寅. 体验哲学探源. 外国语文，2010（6）.

世纪盛行的胡塞尔现象学的体验观强调身体体验对人们认知的重要性，但直到20世纪末的1999年，莱考夫和约翰逊才合著了《体验哲学——体验性心智及其对西方思想的挑战》。此书正式提出了体验哲学（embodied philosophy）概念，明确提出体验哲学是对西方传统思想的挑战，是对传统客观主义的哲学理论的批判与超越，并提出了自己的三大原则，即：心智的体验性、认知的无意识性和思维的隐喻性，以及人类认知是基于对自身和空间的理解的重要观点，并得出结论——语言是认知的结果，产生过程为现实—认知—语言。关于莱考夫和约翰逊的体验哲学的具体内容，本章将有一小节阐述之，在此就不赘述。

从经历过程看，体验哲学的起源很早，但是或多或少存在缺陷，所以不断地被后来人批判继承并发展超越，直到最近的梅洛—庞蒂、普特南以及施密茨等的观点才较为全面并成为体验哲学的核心观点，其中最为有影响力的是梅洛—庞蒂的《知觉现象学》所提出的身体知觉对于概念和命题形成的存在论观点，即："概念和判断是知觉主体通过己身进行概念化和图式化的结果，人是通过身体的图式向物体、他人、世界开放并占有和分享世界的一种生存方式。"[1] 即便如此，胡塞尔现象学里的体验理论还是最深的思想起源，有巨大贡献，并起了承上启下的作用，因此接下来分析胡塞尔现象学中的体验观。

## 第二节　现象学中的体验观

胡塞尔学派的现象学直接促进了莱考夫和约翰逊体验哲学的形成，体验哲学的核心观点和视角来源于胡塞尔学派的现象学，因此

---

[1]　王寅. 体验哲学探源. 外国语文，2010（6）.

在阐释莱考夫和约翰逊的体验哲学之前，首先阐释胡塞尔现象学里的体验观及其主要核心观点，以便更加明了体验哲学原理。尽管胡塞尔现象学里没有明确提出体验哲学原理，但实际上他早期哲学思想里的意向性、意指性、直观的被给予性、明证性等以及他后期哲学思想里对时间、身体、主体间性的理解等，无一不体现了体验哲学原理的痕迹。

## 一、意向性

意向性学说是胡塞尔现象学的核心内容，也是我们阐释现象学里的体验观首先应该进行阐释的内容。意向性是意识和其对象之间的关系，因此只有意识和对象都存在，这个关系才存在，意向性也才存在。现象学的意识是关于事物（对象）的意识，经验是关于对事物（对象）的经验。现象学做出的一项最为重大的贡献，就是突破了自我中心困境。[①] 然而传统哲学的意识却不是关于事物的意识，他们的意识首先觉察到的是他们自己或者是他们自己的观念。"意识被理解成一个保护罩或者一个封闭的幽室；心灵装在一个盒子里。印象和概念发生在这个封闭的空间，产生在这个观念和经验的圈子之内，我们的意识指向它们，而不是指向'外面的'事物。"[②] 这种否认意识是关于外部事物的意识，最终陷入了"自我中心的困境"，同时也就否认了心灵趋向真理。现象学认为心灵是公开的事物，心灵和世界彼此关联。向我们显现的事物是被我们揭示、被我们意识、被我们经历和体验的，这就是事物（对象）与我们的意识之间的关系。

---

① 罗伯特·索科拉夫斯基. 现象学导论. 高秉江，张建华，译. 武汉：武汉大学出版社，2009：12.

② 罗伯特·索科拉夫斯基. 现象学导论. 高秉江，张建华，译. 武汉：武汉大学出版社，2009：9.

现象学实际就是"显象学"，承认显现事物的真理和实在性。"一个事实存在于该事实的各个组成部分所在之处：'草地是湿的'这个事实实存于湿草地，而非实存于我在说出这些语词之时的心灵里。我的心灵活动就是把'草地是湿的'呈现给我自己和他人。在做出判断的时候，我们把世界的诸多部分的呈现加以联结；我们并非只是在排列我们心灵之中的观念和概念。"① 因此，"显象"都是实实在在的对象和存在，现象也属于实实在在的存在，我们意识到的、经历到的都是实实在在的存在，这些存在就是事物（对象）。正因为这样，现象学对当代现实生活的指导作用仍然十分重大。本书的中心内容是探讨医学生伦理道德培养的问题，现象学的意向性理论就有助于给我们启示：①对于医学伦理学教师来讲，在医学伦理教育的内容方面，不仅要包含课外的实践显现，而且要经常进行"理论对照""实践对照"和"榜样对照"，让学生检查和反省自己的言行，使他们的思想和行为达到医德的高标准、高要求；②带实习医生的医生在工作中的一言一行（显象）对于实习医生的作用和影响尤为重要，平时一定要以身作则，身先示范，显现出良好的医德，这种"显象"既呈现给自己和病人，又呈现给正在成长中的实习医生，这种"显象"是对实习医生的心灵洗礼；③教师在各科专业课、公共课课堂上应该多呈现与医德相关的实例，让学生的心灵无意识接受以"治病救人，关爱生命"为己任的思想；④对于专门管理学生的辅导员来讲，应多为医学生创造在课外参加社会实践活动的机会，比如，让医学生分批分组到社区或者医院参加志愿者活动，使其更多地接触社会生活，帮助人们，接触实实在在的存在，让这些存在与他们的心灵发生碰撞，从而使其逐步树立起自己的人

---

① 罗伯特·索科拉夫斯基. 现象学导论. 高秉江，张建华，译. 武汉：武汉大学出版社，2009：14.

生观、价值观以及道德观；⑤总的说来，在医学院校里呈现给医学生的所有"显象"都应该是以高尚的医德为核心的潜意识的价值体验。这些启示是意向性理论里谈论的意向对象，医学院校的教师或者管理人员都应该具有这些意向。

意向性是高度差异化的，所以存在不同的意向性活动，这些意向性活动与意向的对象相关联。比如，医生给病人诊病叫实行的是知觉意向性活动，医生在观看照下的片子时实行的是图像意向性活动，医生在给病人做手术时实行的是知觉意向性和图像意向性活动，两种意向性活动同时被医生激发，而医生给学生上课的意向性活动又和以上情形中的不一样，意向性依不同的情形变化。但是人们也可以指出事物（对象）的同一性，因为对象的同一性不可能依赖于意向性活动的同一性。例如，学生和老师都能通过视觉看到同一块黑板，此时学生的意向性实际上和老师的意向性是不同的。

## 二、在场和缺席

在场和缺席是胡塞尔现象学的原创主题，也就是所谓的充实意向和空虚意向。在场与缺席是充实意向和空虚意向的对象相关项。空虚意向是这样的意向：它瞄准不在那里的、缺席的、对意向者来说是不在场的事物。充实意向则是瞄准在那里的事物，该事物具体呈现在意向者面前。① 在场和缺席理论对于培养医学生伦理道德很有理论上的说服力。下面就用医学院校培养学生的实例对在场和缺席进行阐释。比如，医学伦理课老师讨论如何培养医学生伦理道德问题，并就此讨论制定了实施计划，决定哪一周哪一节课上什么具体

① 罗伯特·索科拉夫斯基. 现象学导论. 高秉江，张建华，译. 武汉：武汉大学出版社，2009：33.

内容或者到哪家医院具体实践等，这些计划和预定要上的内容实际上是空虚意向，也就是缺席意向，因为计划的那些行动目前还没有在场。但是计划时间到来时，那些计划或者实践开始进行，这些计划或实践的情形就是在场的情形，也是直接被意向化的情形。这种在场的意向体验对以后回忆缺席意向有帮助并产生直接的影响。缺席意向分为预期缺席意向和回忆缺席意向，医学伦理课老师讨论如何开展伦理道德培养计划就属于预期缺席意向，而学生上了伦理理论与实践课之后回忆的经历和对象就是回忆缺席意向。充实的意向与对象的在场相关联，而空虚的意向与对象的缺席相关联。虽然没有空虚意向就谈不上充实意向，也就是说没有对象缺席哪来的对象在场，但是充实意向确实有助于空虚意向，尤其回忆、记忆以及潜意识的形成。这就是"胡塞尔谈论的某种沉淀（sedimentation），描述某些理解和预期的类型如何逐渐地被建立并且影响到后来的经验"①。在刚才的例子里，我们可以说师生的真实实践（上课行为或见习行为）就是在场，而在这之前和之后都是此行为对象缺席。在场确实是人类经验沉淀的必经过程并影响到后来的经验。医学生是未来的医生，现在正处于预期医生阶段，我们可以称他们为缺席意向对象，他们目前的在场沉淀对他们以后的经验产生影响，因此，医学院校的教师或者管理者应该特别注意保证目前给予学生的各方面在场呈现必须是正能量的、和谐的呈现。毕竟"存在着许多不同种类的缺席。同样真实的是，存在着许多不同种类的在场和出场（presencings），每一种都与有关的事物相称。未来的事物通过让时间流逝而来到在场；遥远的事物通过克服距离而被带到在场；立方体的其他侧面通过转动立方体而成为在场的；复杂的数学证明通过

① 扎哈维. 胡塞尔现象学. 李忠伟，译. 上海：上海译文出版社，2007：98.

一步一步的思考而变成在场的；外文著作的意义通过提供译本或者学习外语而成为在场的；危险只有通过冒险才得以被面对。在每一种情况下，有关的事物都规定着与之相适应的在场与缺席的混合"①。

## 三、身体

"当我们认识到空间性地显现之物总是从特定的距离和角度来显现的时候，下面这一点将会非常清楚：没有纯粹的观点，也没有不从任何地方出发的观点，只有一种被体现（embodied）的观点。"②这是非常经典的话语，没有被体现，哪里凭空产生观点呢？还真不敢想象任何事物没有经过身体的体验，如何表达观点，因此，身体对认识事物的重要性是不言而喻的。

身体与角度性是不可分的，因为身体原本就置于空间中，具有角度性，"空间对象只能够对一个被体现的主体（embodied subjects）显现，并由其构成。身体的特征是作为零点在每个知觉经验里都在场，作为一个对象都朝向索引性的（indexical）'这里'"③。因此，身体是人们认知活动的定位中心，通过身体知觉意向性才能感受到事物的运动性以及其他性质，身体的体验性是一切语言、观点和判断的基础。当然，身体自身也是被给予的对象，它能被自己知觉也能被别人知觉。所以说身体具有两面性，也可以说是身体具有内在性和外在性。"当我意识到我的手感觉到某物或者移动自己时，当我意识到我的脚踝抽痛或者背部疼痛时，我就在将感觉局部化到身体的不同部分。就其自身来说，这个局部化的过程并没有使我们面对

---

① 罗伯特·索科拉夫斯基. 现象学导论. 高秉江，张建华，译. 武汉：武汉大学出版社，2009：38.

② 扎哈维. 胡塞尔现象学. 李忠伟，译. 上海：上海译文出版社，2007：103.

③ 扎哈维. 胡塞尔现象学. 李忠伟，译. 上海：上海译文出版社，2007：103 - 104.

第二章　体验认知的哲学原理阐释

**23**

作为对象的身体。当我的手触摸桌子，且我恰在关注这一触摸时，我所意识到的毕竟是一个经验着的（experiencing）器官，而不是一个被经验的（experienced）器官。然而，当身体将自身对象化的时候，例如我盯着我的脚或者一只手触摸另外一只的时候，对象化就会发生。"① 所以说，身体既是被给予的对象，同时也是知觉对象的主体。至少胡塞尔认为人的活生生的身体是感性经验不可缺少的，对其他类型的经验仍然是不可或缺的。胡塞尔重视的"embodied"这个词与身体是不能分开的，其中的"em"就是"in"的意思，"embodied"就是被嵌入身体的体验。可见胡塞尔的体验观是直截了当的身体体验观。这对后来的梅洛—庞蒂的《知觉现象学》的形成起了决定性的作用，同时也对莱考夫和约翰逊的体验哲学起了直接的奠基作用。因为有了胡塞尔现象学的身体体验观和梅洛—庞蒂以身体为中心的《知觉现象学》，才有了"体验哲学"概念的问世。

## 第三节　莱考夫和约翰逊的体验哲学

莱考夫和约翰逊合著了《体验哲学——体验性心智及其对西方思想的挑战》，该书从认知科学视角详细阐述了体验哲学的原理和观点。莱考夫和约翰逊认为"我们是哲学的动物，我们是唯一能知道追问甚至解释为什么事物会以它们的那种方式发生的动物。我们也是唯一的在思考存在的意义和经常为爱、性、工作、死亡、道德而担心的动物。我们也是唯一能批判地反思生活，为了在行为方面做出改变的动物。因此，哲学对我们很重要，主要的原因是它帮助我们了解生活并生活得更好。一个有价值的哲学理论将会让我们深深

---

① 扎哈维. 胡塞尔现象学. 李忠伟，译. 上海：上海译文出版社，2007：103－109.

地洞察我们是谁、我们怎么去体验世界以及我们应该怎样生活。对于意义我们追问的核心就是需要了解我们自己——我们是谁，我们的思维如何工作，我们能改变什么不能改变什么，什么是正确的什么是错误的。在此，认知科学在帮助哲学认识到它的充分的重要性和有用性方面起着关键作用。认知科学确实起着很重要的作用，给我们有关这些事物的知识，比如概念、语言、推理、情感。由于我们所思考、所说、所做的一切事物都依赖于我们体验思维的工作，对于自我来说，认知科学是我们最有深远意义的源泉之一"①。在"Philosophy in the Flesh"这一章里，作者探讨了这些方面的内容，即：经验的负责任的哲学、为什么经验的责任性在哲学中很重要（人是什么、有关进化的理论）、体验思维与精神生活（精神经历就是体验、认知中的精神暗示、情感移入映射与与生俱有），下面依次阐述以上方面的内容。

## 一、经验的负责任的哲学

相信先验的哲学假设还是自己体验过的实际经验，这是一个很清楚的问题。经验的负责任的哲学就是一种通过正在进行的批判性的约定和可获得的最好的经验科学而被体现的哲学。这样的经验的负责任的哲学促进了哲学与认知科学之间的对话和契合点的形成，他们之间共同进化、相互促进并相互丰富。莱考夫和约翰逊对于经验的负责任的哲学的观点是："如果是负责任的哲学，没有严格的经历并理解大量的与身体相关的科学研究，就肯定不能卸扣有关思维、语言和人类生活的其他方面的理论。否则，哲学就仅仅是在讲故事，

① LAKOFF G & JOHNSON M. Philosophy in the flesh—the embodied mind and its challenge to Western thought. New York：Basic Books, 1999：551.

是在人类体验和认知现实中的没有根据的叙述假说。如果要了解我们自己，哲学需要和思维科学维持不间断的对话。"①

## 二、为什么经验的责任性在哲学中很重要

"哲学中经验的责任性很重要，是因为经验的责任性使得更好的自我理解成为可能。它让我们更深地认识到我们是谁以及成为人意味着什么。从非体验思维到体验思维的转变是很巨大的。"② 为了对认知科学在哲学中的使用有全面的了解，莱考夫和约翰逊从人是什么和有关进化的理论分别进行了阐述。

### 1. 人是什么

前人关于人是什么的错误的哲学观点已经被继承，并且已经深深地影响了我们所有人生活的各个方面，从道德到政治、宗教、医学、经济、教育等，甚至我们都没有注意到这些错误的哲学观点是如何影响我们的生活的。关于人是什么这个问题，莱考夫和约翰逊试图从两个方面来阐释：传统西方的人的概念是什么；人的概念应该被重新定义成什么。

（1）传统西方的人的概念是什么。传统西方的人的概念包括几个方面。首先，人具有非体验性的推理能力。它认为世界有一个独一无二的范畴结构，这个范畴结构独立于人的思维、身体或者是大脑；世界有一个普遍的推理，那个推理具有世界理性的特征，人们使用普遍概念来标记世界的客观范畴，并且概念和推理都独立于人

---

① LAKOFF G & JOHNSON M. Philosophy in the flesh—the embodied mind and its challenge to Western thought. New York：Basic Books，1999：552.

② LAKOFF G & JOHNSON M. Philosophy in the flesh—the embodied mind and its challenge to Western thought. New York：Basic Books，1999：552.

的思维、身体以及大脑；人类的推理使用了普遍推理的部分思维能力，推理可能是由人的大脑来履行的，但是推理的结构由普遍推理来规定，并独立于人的身体和大脑，因此，人的推理是非体验性的推理；我们能通过使用普遍推理和普遍概念来拥有世界知识；人类区别于动物的本质就在于人有使用普遍推理的能力；由于人的推理是非体验性的，因此，人的推理有别并独立于人体能力，如感觉、身体运动、情绪、情感等。其次，人的推理是无夸张的。客观知识和客观真理要求普遍概念具有世界的客观特征，这些概念必须是无夸张的，也就是说，能直接适合世界的特征；概念系统要能无夸张地适合世界，必须是意义明确的并且是连贯一致的；普遍推理还提供了一种方法来计算怎样最大化自己的利益，这样人们就有能力成为自我利益的最大化者。再次，人具有彻底的自由。意志对于行为来说是推理的运用，因为人类推理是无体验性的，那就是说身体限制的自由——意志是彻底自由的，这样意志就超越了愿望、情绪以及情感的身体影响；推理是有意识的，如果推理不是有意识的，那么无意识推理就会决定我们的行为并且就不会存在整体自由。最后，人具有客观的道德。道德是客观的，任何给定的情形都有一个绝对的对与错；道德也是理性的，它是一个系统的普遍原则（道德规律），它源于"好"的普遍概念或是源于普遍推理自身。[①] 以上是传统西方对于人的错误的哲学概念，它们久而深远地伴随着人类，对人类的观念产生了深刻的影响。在人们逐渐意识到这种西方传统观念错误的时候，就需要给人的概念重新定义，因此在历史的需要之下，产生了体验哲学关于人的概念的重新界定。

（2）人的概念应该被重新定义成什么（体验的人的概念）。与

---

① LAKOFF G & JOHNSON M. Philosophy in the flesh—the embodied mind and its challenge to Western thought. New York：Basic Books，1999：553－554.

传统西方非体验的人的概念相反，体验哲学对人的概念的一切理解都以体验为基础。首先，人具有体验的推理能力。我们的概念系统扎根于神经，并且至关重要地被我们的感觉和运动系统塑造形成；我们仅仅能通过身体形成概念，因此，我们拥有的对世界和我们自己以及他人的每一种理解都仅根据我们的身体所塑造形成的概念而被构架；这些概念通过使用我们的感觉、意象和运动系统来标记我们日常生活中的最佳功能，这就是我们最大化地接触环境的现实水平；理性推断的主要形式是感觉运动推断的示例；因为我们的观念想法是根据我们的无意识体验概念系统构架的，所以真理和知识依赖于体验的理解；因为概念和推理都源于并利用感觉运动系统，所以思维不是和身体分离的或并不独立于身体，分类的官能心理学是不正确的。其次，人具有隐喻的推理能力。在我们的日常功能中，我们的主观经历和判断与感觉运动经历相互联系得如此有规律，以至于它们与神经紧密联系。基本隐喻是那些神经连接的激活物，这样的基本隐喻允许感觉运动推断来构建主观经历和判断的概念化；概念隐喻允许使用感觉运动推断抽象的概念和推理，这是抽象推理被体验的机制；通过允许我们投射超越我们的基本经历，概念隐喻就使得科学、哲学以及所有的其他抽象的理论推理形式成为可能；因为概念隐喻、原型等用多种方式构建了抽象的概念，所以我们拥有一个多元的概念系统，具有大量的对抽象概念相互不一致的构建；我们认为使用多样的隐喻和原型，也就是说在大多数情况下，对于个人来说，没有清楚和明确的最大化的"自我利益"，因此，没有客观的总能计算怎样最大化一个设想的客观"自我利益"的普遍手段—目的的理性，如此一来，人们就不可能是自我利益的最大化者。再次，人的自由是有限的。我们大多数的思维是在意识层面之下的；因为我们的概念系统在相对固定的方式下实例化于我们的大脑神经中，也因为大多数思维都是自动并无意识的，所以我们在大多数情况下不会控制我们是怎么概念化那些情形并对其进行推理；由于我们的概念系统在很大程度上是无意识的并且在神经上是固定的，所以概念的变化很慢也非常难，我们不可能根据指令随意改变我们的概念系统；由于推理是体验的，也由于意志是推理被运用到行为中的结果，我们的意志不能超出身体的限制。最后，人具有体验性的道德。道德的概念就像所有的其他概念一样，源于人类体验经验的具体本质，我们道德的概念不可能是客观的或源于更高的源头；道德概念大多数都是隐喻的，最终基于我们的幸福和家庭体验经历；由于每个人的概念系统都包含着多重的道德隐喻，其中一些是相互不一致的，所以我们每个人都是一个道德的多元主义者。① 以上就是体验哲学对体验的人的理解。体验哲学家从体验出发，在人的概念上彻底推翻了传统西方哲学关于人的概念的认识，在对人的认识方面彻底挑战了西方的传统。

### 2. 有关进化的理论

莱考夫和约翰逊认为"有一个普遍的进化家族理论，这里的进化是一个竞争性的斗争，目的是幸存下来并繁殖下去，这个家族理论有规范的含义：为了幸存和繁殖下去的竞争性的斗争是自然的，而且是很好的，因为它把我们带到了如今的发展地步；这个家族理论普遍地存在于我们的文化中，它被隐喻地使用来证明自由市场经济、教育改革、法律判决的基础以及国际关系的实施是正当的"②。但是普遍家族理论对进化理论产生了误解并对后来的人们产生了不

① LAKOFF G & JOHNSON M. Philosophy in the flesh—the embodied mind and its challenge to Western thought. New York：Basic Books，1999：555 – 556.

② LAKOFF G & JOHNSON M. Philosophy in the flesh—the embodied mind and its challenge to Western thought. New York：Basic Books，1999：557.

良的误导，其表现在两个方面：①从家族理论所产生的自我利益观点实际上是不正确的；②在家族理论中被封装过的进化理论观点基于一种不确切的进化隐喻。进化理论引申出自我利益、利他主义及以家庭为基础的道德理论等。关于自我利益，体验哲学由进化理论所得到的启示就是：人类概念系统的本质使我们要成为明确一致的自我利益的客观最大化者是不可能的。体验哲学关于利他主义的观点是：道德系统被定义为相对理想化的家庭模型，因此，什么算是利他主义在以不同的家庭为基础的道德中是很不一样的。关于进化和以家庭为基础的道德理论，体验哲学的观点是："进化的概念——被养育得最好的生存者和最具有竞争力的生存者都是隐喻，这两个关于进化的概念不是字面上的，而是源于道德理论。'自然变化是进化'不是字面的真理，而是隐喻。"① 体验哲学是认知科学的基础，认知的无意识和隐喻思维是体验哲学的核心，也是认知科学很重要的内容。

### 三、体验思维与精神生活

关于体验思维和精神生活，莱考夫和约翰逊从以下三个方面阐释：精神经历就是体验；认知中的精神暗示；情感移入映射与生俱有。身体不可能是非体验思维的容器，不同于身体的思维概念是隐喻性的概念。每一种经历都是体验的经历，在每种经历里，对于主体来讲，人都是隐喻映射的源域模型。

（1）精神经历就是体验。如果没有非体验思维或者灵魂，那么世界文化中的人们具有的真实的精神经历的核心是什么呢？这些经

---

① LAKOFF G & JOHNSON M. Philosophy in the flesh——the embodied mind and its challenge to Western thought. New York：Basic Books，1999：561.

历只能是被体验的，它必定是我们身体和大脑里正发生事物的后果，身体和大脑如何产生精神经历是认知科学需要实证的问题。[①]

（2）认知中的精神暗示。体验思维是人体的一部分并依赖于人体而存在。思维的属性不是纯粹精神的，因为思维的属性是通过人体和大脑塑造的，同时也塑造了日常生活中人体的功能。我们的思维与我们的生理功能密不可分，比如行、坐、触、尝、闻等，所以我们的肉体存在是世界存在的一部分。"思维不仅仅是肉体存在而且是有激情的、有欲望的和社会的；它是有文化的并且不可能存在文化自由；它是有历史的并已经发展而且会进一步地发展；它是无意识的，隐藏于直接的视野中并只能间接可知；它的意识方面的特征是把自己当作是人；它的概念系统是有限的，有很多地方甚至是不能概念化的，更不用说理解了；但是它的概念系统是可扩展的：它能形成启示性的新的理解。"[②] 对于体验思维来说，它的主要功能就是感情移入。我们从来到世上起，就有能力模仿他人，生动形象地想象成为另一个人，做那个人所做的，经历那个人所经历的，这种想象映射的能力是一种重要的认知能力。[③] 人们本能具有的这种感情移入的认知能力对培养和教育事业的工作者来说是很有启发意义的。榜样的作用就是通过感情移入的方式潜移默化地影响他人。在家，父母的行为举止对孩子产生影响；在学校，老师的行为举止对学生产生影响；在单位，领导的行为举止对下属产生影响等。当然这种感情移入其实是一种无意识行为，这种无意识行为经过人们的模仿认知后就会自然内化为他们自己的行为，从而实现了榜样的作用。

① LAKOFF G & JOHNSON M. Philosophy in the flesh—the embodied mind and its challenge to Western thought. New York：Basic Books，1999：564.

② LAKOFF G & JOHNSON M. Philosophy in the flesh—the embodied mind and its challenge to Western thought. New York：Basic Books，1999：565.

③ LAKOFF G & JOHNSON M. Philosophy in the flesh—the embodied mind and its challenge to Western thought. New York：Basic Books，1999：565.

（3）情感移入映射与生俱有。体验哲学对人们的指导作用在各方面都非常有用，尤其是体验哲学的情感移入映射理论。情感移入映射理论对人们的思维、行动、培养、教育等都有很现实的意义，因为它可以解释人类存在的一切人文现象。莱考夫和约翰逊认为"环境对我们来说不是'他者'，环境也不是我们所面临的事物的集合，而是我们存在的一部分；环境是我们存在和生存的场所，我们不可能远离它而存在，正是通过感情移入映射我们才逐渐了解了我们的环境，了解了我们怎么成为环境的一部分以及环境怎么成为我们的一部分；通过身体机制参与到自然中去，这种参与不仅仅像徒步者、爬山者或游泳者那样，而是作为自然本身的一部分、一个更大的包罗万象的整体中的一部分；经意的体验精神就是这样的生态的精神；对于以自我养成、他人养成以及世界自身的养成为中心的世界来说，一种体验的精神需要一种审美情趣的态度；体验精神需要一种理解，即自然不是没有生气和不及人类，而是生气勃勃并比人类更具有生气；体验精神需要愉悦和欢乐，身体与泥土和空气、海洋和天空、植物和动物密不可分"①。总之，体验精神对于物质世界来说是一种伦理道德关系，它基于对所有事物的感情移入。"感情移入的起点在抚育的父母的道德之处，正是这种精神经历的感情移入维度通过抚育联系着精神与道德，即有责任关爱我们感情移入的对象；这么一种行为主义的道德态度的对象不仅是个人，而且是整个社会和世界；只有身体使感情移入与世界的连接成为可能的精神维度；正是身体才使得精神体验有激情，也正是身体才会带来强烈的愿望、愉悦、痛苦、欢乐以及悔恨，没有所有这些精神体验，精

---

① LAKOFF G & JOHNSON M. Philosophy in the flesh—the embodied mind and its challenge to Western thought. New York：Basic Books，1999：566.

神就是一片空白。"① 所以说所有的认知都是建立在身体之上的，没有身体谈精神就是空谈，没有有血有肉的身体谈伦理道德也是空谈。建立在身体之上的精神体验和伦理道德的培养就应该注重身体以及身体所处的环境，也就是要建立一个具有良好的感情移入环境和对象的场所，从而达到养成教育的目的。

## 第四节　体验哲学对医学生伦理道德培养的指导作用

体验哲学里的各种理论，尤其是认知的无意识性、思维的隐喻性以及感情移入理论给我们现实生活很大的启示和指导作用。这些理论对教育来说意义非常重大，不管是对从刚出生的小孩子到已经在大学里的大学生的培养，还是对其他各种场合的各种人物的精神养成都很有启迪作用。由于此书只涉及医学院校的大学生伦理道德培养问题，所以我们只探讨体验哲学对医学院校大学生伦理道德培养的功用。对医学生伦理道德的培养，体验哲学在以下几个方面的指导是很现实的。

### 一、课程设置方面

课程设置和教学内容一定要适应社会发展要求，在课程性质的界定和开课时间的安排上都需要根据学生的实际情况和学生的发展规律做合理论证之后再定。并且每一门课程设置中一定要含有实践课，强调理论与实践的结合，这里的实践实际就是在实实在在的体验过程中感情移入理论对象的过程。对于医学生来讲，任何一门课

① LAKOFF G & JOHNSON M. Philosophy in the flesh—the embodied mind and its challenge to Western thought. New York：Basic Books, 1999：567.

程只讲理论是无法内化那些医学理论或是其他理论的。因此针对目前各医学院校开设的"医学伦理学"课程而言,如果学校仅仅安排了理论课而没有见习课,那这门课程的设置只能是纸上谈兵,对医学生来讲只是形式课,没有多大的实际意义,因而无法达到伦理道德培养的目的。在其他医学课程方面,虽然学生有接触到医学专业技能的学习,但如果对于疾病痛苦、医患关系、医学伦理等没有一定的感性体验或者说感受不深,那么他们仍然难以将课堂上所学的理论感情移入为实际行动。

## 二、加强医学院校所有教师对医学生伦理道德培养的认识

医学院校学生伦理道德培养不仅是伦理学教师或是管理者的责任,它离不开所有医学院校教师的责任和榜样作用。所有教师以及管理者的言行举止都对医学生伦理道德的培养起到很重要的作用,其应该在自己所教课程中或所管理的工作中担当起帮助医学生树立良好伦理道德修养的重任,有意识地在自己的学科或工作中注重培养他们形成良好的医学道德意识。因此,为医学生营造一个温馨而充满关爱的环境至关重要,尤其临床的教师特别要注重自己言传身教的问题。未来的医生是否具有良好的伦理道德素养很大程度上取决于他们在大学里的亲身体验如何。

## 三、改善教学方法

要改善以理论灌输为主的教学模式,尽量以能体验到的案例教学法来引出相应的理论,让学生真正参与互动和采取实际行动,在体验过程中自然地感情移入和潜移默化,这样才会让学生把体验的

对象内化为自己的思想和行为，从而达到终身化教育的要求。

## 四、改变学生的学习态度

绝大多数学生认为伦理道德课就是一门思想道德修养课或是医生职业道德课，他们认为这种课就是讲大道理，唱高调，没什么意思，可有可无。学生的这种学习态度需要教师通过实实在在的行为来改变，这里的实实在在的行为其实就是通过见习课来改变他们原来持有的观点。笔者认为，伦理道德课应该先不上道德理论课，而是先让学生见习，教师在见习时加以解释并自然引发理论，使学生有了实际的体验，从而更容易引发出理论或者是在课堂上吸收理论时容易感情移入，潜移默化地接受并内化为自己的思想或行为。学生只有通过真实的体验才能真正领会什么是医学职业道德，什么是医学伦理道德。

体验哲学主张从实际的经验和体验出发，强化经验、体验对人的精神的塑造作用，因此，体验哲学对人才培养能起到非常重要的作用。在医学伦理道德精神缺失并需要提高的今天，怎样培养医学生伦理道德是我们需要解决的问题，而体验哲学在人的无意识的养成方面有助于医学生伦理道德精神的提高。

# 第三章 体验认知视角下医学生伦理道德培养模式主要内容

医学自诞生之日起，就是帮助患者对抗疾病、关注患者生命及健康的学科。而医者必须具备医学伦理道德素养。古有流芳百世的"杏林佳话"。三国时期的名医董奉为人治病，"轻病愈者，使栽杏一株，重者五株，如此数年，计得十万余株"，他待杏成熟后，又用之换取药材，接济患者，被传为佳话。而今有千千万万的医务工作者战斗在第一线，将医德与医术结合，治病救人。在市场经济的推动下，社会大熔炉使得医患关系日益紧张，价值多元化选择的一些负面影响也体现出来，医生是该追逐经济利益，还是担负起救死扶伤的责任？收受红包和回扣、拒收病人等负面新闻让医学生对医学伦理道德产生了质疑，同时，目前很多高等医学院校也只注重学生医学专业知识理论和医学技能的学习锻炼，而忽略了对学生进行医德和职业素养的培训，让许多学生误认为只要掌握好医学知识、锻炼好医学技能就能成为一名好医生。因此，我们应该在加强医学生医学知识和技能培养的同时，重视医学生伦理道德的培养。

目前医学院校伦理课程的开设普遍存在以下问题：一是课程开设时间早，大多是在学习医学基础知识的时候开设医学伦理学课程，学生还没有接触临床知识，对伦理学认识不到位或者认识浅薄；二是医学伦理学多为选修课，虽然学生选修的人数多，但重视程度低，课程在早期开设，加之无见习时间，常常形同虚设；三是伦理学教师多为哲学类教师，非临床医生，运用纯理论教学且授课方式死板，与临床伦理实例结合少，使学生对课程毫无兴趣；四是普遍认为医学伦理教育是伦理学教师的责任，但是伦理学的学习应贯穿医学生的整个大学生涯，更多地在临床见习和实践中去体验、认知、感悟、内化、接受医学伦理学。①

# 第一节 "体验"医学伦理教育

体验哲学是胡塞尔现象学的内容之一。对亲身体验的经历的认识，对人来说通常都较为深刻。尤其是从体验的英文"embodied"的构词就可以看出，体验是被嵌入身体的，所以医学生伦理道德教育要通过深刻的，才能使学生真正认识体验的内容。医学生对医学伦理道德的体验是方方面面的，贯穿他们所有的学习生活，包括医学伦理学课堂、各科专业课课堂、公共课课堂、学生管理工作、临床见习实习等。

## 一、强化医学伦理课堂理论学习，体验伦理学基础知识构架

现今很多学者都将医学分为基础医学、应用医学、技术医学和理论医学四个部分。基础医学是涵盖了生理学、病理学、人体解剖学、生物化学、组织胚胎学等研究人体正常的形态功能以及疾病的

① 刘重斌，闵顺琴. "感悟、体验、接收、内化"四个阶梯的医学伦理教育. 医学教育探索，2009，8（7）：834－836.

病因肌理的学科群。应用医学是包括临床、护理、康复、预防、营养等在内的医学实践学科综合体。技术医学涉及检验、影像、生物医学工程等协助医生诊疗疾病的方式和途径。而理论医学则是囊括了医学心理学、医学伦理学、医事法学、医学社会学等研究医学自身发展和医学领域中人际关系的学科群。[1] 因此，医学生在整个大学阶段都应该接受全面的基础医学、应用医学、技术医学和理论医学的学习。目前很多医学院校也制定了相应的医学生教学培养计划，上述的学科都将作为必修课和限选课，成为医学生要修习并通过的课程。而理论医学类的课程常常没有受到医学生的重视，但如今医学伦理学、医学心理学等学科的重要性日渐凸显，如何让医学生学习好理论医学类课程成了医学院校教师关注的热点。

医学伦理学属于理论医学的范畴，也是现今社会关心和热议的话题性学科。因为网络的强大传播力量，大家隔三岔五会看到诸如某医院因病人交不起住院费用将病人拒之门外，某医生因病人家属不签署知情同意书而不为病人手术导致病人惨死，某医生因贪图药商的药品回扣给病人开大处方等负面新闻，让大众怀疑医生的医德的同时，也开始思考医学生在校期间的医学伦理学究竟是如何学习的。医学生大都是在大一大二学习基础医学知识的时候，开始学习医学伦理学，彼时他们都还没有接触临床，没有太多实践及感悟，对医学伦理学兴趣不浓，加之伦理学教师多为哲学类纯理论教学，让学生觉得冗长乏味，因此伦理课教师应改变授课方式，可在备课的时候加入新颖、可吸引学生关注的实例和话题，找到学生能快速吸收知识的方式，强化学生医学伦理课堂理论学习，使其更好地体验医学伦理学基础知识构架。

---

① 丘祥兴，孙福川，王明旭，等．医学伦理学．北京：人民卫生出版社，2013．

大多医学伦理学教程都是从两大板块来进行编写的，第一大板块主要是医学伦理的概述，医学伦理文化的形成与发展，医学伦理学的基本理论、原则、规范、范畴；第二大板块主要是在医学实践中的伦理学，包括医患关系伦理、预防医学伦理、临床常规诊治伦理、临床典型问题伦理、生殖伦理、器官移植伦理、死亡伦理、医学科研伦理、前沿医学伦理、医院管理伦理等。

伦理学教师应该理清思路，让学生建立框架式的伦理知识模型，让学生了解第一大板块的医学伦理的基本知识，让学生体验到医德是自古以来就有的，存在于从"大医精诚""医乃仁术"到中华人民共和国卫生部颁布的《医务人员医德规范及实施办法》中，是作为一名医生必须具备的素养，应遵从医学伦理学不伤害患者的不伤害原则，有利于患者康复、医学事业发展和促进人类健康的有利原则，公正对待每一个患者的公正原则以及对患者的自主性给出必要的尊重的自主性原则，明确医务人员的权利和义务，坚守医学职业良知，处理好各种伦理冲突。再重点结合临床实践体验第二大板块各医学学科中的伦理学，让学生了解以后从事医务工作将面临的伦理问题。

## 二、结合临床专业教师的临床工作实例，体验教师在临床中遇到的医学伦理问题

对医学生的伦理道德教育的传统认识是那是伦理学教师的职责，但是实际上医学生不应该仅是在伦理学课堂上学习医学伦理学，更应该在临床各科的课堂中进行学习。临床教师应将伦理学知识融合在所授的科目病例里面，可与学生在课堂上进行伦理案例分析和讨论，让学生能够体验临床教师在临床工作中遇到的医学伦理问题。

内科学教师可以在授课时结合工作实际，给学生讲授医患关系伦理，教学生如何为病人提供人性化服务，以真诚、平等、主动的态度为病人服务，尊重病人的知情权、隐私权、选择权等权益，关爱病人，使医患关系达到和谐。如案例一表现的就是医患沟通存在问题，险些酿成大祸。而案例二中，医生尊重患者的知情权、选择权，为病人提供了很好的医疗建议，病人也得到了最好的治疗。

案例一：患者张某，女，40岁，因长期胃痛入院，医生诊断为胃溃疡。张某为人较敏感，怀疑自己患的是癌症，就找医生询问病情，该医生对其态度冷漠，解释不到位，让张某原本脆弱的心雪上加霜，更加坚定自己患有癌症的猜测，选择自杀，所幸家人发现及时，没有生命危险。

案例二：患者杨某，男，56岁，肺癌中晚期，伴高血压、慢性胃炎15年。肿瘤科医生根据患者身体状况为家属提供了两套治疗方案，一套是传统化疗加生物治疗，副作用相对大，特别是胃肠反应；另一套是新的治疗技术——癌症细胞靶向治疗，费用较高，一个月药费上万元，至少要治疗半年，但疗效好，副作用小。患者家属根据自家经济状况以及患者的身体情况，选择了第二套治疗方案，获得突出效果，现患者定期复查，癌细胞未见转移。

外科学教师可以在给学生讲外科手术学时，给学生讲授知情同意的伦理，我国《医疗机构管理条例》中规定："医疗机构施行手术、特殊检查或者特殊治疗时，必须征得患者同意，并应当取得其家属或者关系人同意并签字；无法取得患者意见时，应当取得家属或者关系人同意并签字；无法取得患者意见又无家属或者关系人在场，或者遇到其他特殊情况时，经治医师应当提出医疗处置方案，在取得医疗机构负责人或者被授权负责人员的批准后实施。"如案例三中，医务人员没有做到告知病人，被病人告上了法庭。而案例四中，医务人员为病人提供了疾病处理方案，让病人家属能够根据自身状况进行最好的选择，病人也得到了很好的医治。

　　案例三：患者田某，女，33岁，体检发现左侧乳房肿块，经病理学检查确诊为乳腺癌，需做左侧乳房切除和腋下淋巴结清扫。医生因考虑到患者自身情况，仅向患者家属告知了病情，在术中发现右乳房也被癌细胞侵及，医生又做了右侧乳房切除术。术后，患者因双侧乳房被切除产生巨大的精神压力，认为医生在未经其同意的情况下，切除了右侧乳房，将院方和医生告上了法庭。

　　案例四：患者漆某，男，65岁，体检发现肺部阴影入院，经抗生素治疗两周后阴影未见缩小，考虑为肺癌。医生告知家属可以选择到大医院进行派克CT检查，但费用较贵，也可以选择直接手术，术中进行病理活检确定是否为癌症。家属考虑到老人身体状况良好，家庭经济富裕，将老人转到省院进行手术，术中确定为肺癌早期，术后五年无复发。

　　妇产科教师可以在给学生讲解如何治疗不孕不育时，讲授生殖伦理。因环境和饮食变化，越来越多的夫妻不孕不育，由此诞生了人工授精和试管婴儿的辅助生殖技术，但也带来了一系列伦理问题。辅助生殖技术是违背自然法则的，而且试管婴儿可能存在各种生理缺陷，在他们成年以后对其生理、心理、行为、认知和生育功能都会产生巨大的影响，有些异源性人工授精还存在着身份危机。如案例五中这些孩子将何去何从？

案例五：有一对夫妇，丈夫患无精症，妻子患多囊卵巢综合征，均无法生育。妻子通过接受捐赠的精子和卵子经人工授精，成功产下三胞胎。三年后，夫妇感情不和离婚，双方都不愿意承担三个孩子的抚养责任。

肿瘤科教师可以在给学生讲解各种肿瘤的治疗时，讲授临终关怀的伦理问题。临终关怀为现代医学治愈无望的末期病患提供以控制症状、缓解痛苦、提高末期生命质量为目的的姑息治疗以及为患者及其家属提供包括居丧在内的心理、社会、情感关怀等综合社会卫生保健服务。由于我国医疗体制不完善，许多医院的肿瘤科都是人满为患，没有多余的床位来安置晚期的癌症病人，如案例六中患癌症的老人就没有得到生命最终的尊重。我国临终关怀事业的发展迫在眉睫。

案例六：患者胡某，男，74岁，胃癌晚期伴骨转移。医生劝其家属带其回家休养，等于是宣判了老人的死刑。家属四处打听，所有医院都声称床位有限，不愿意接收老人这种晚期癌症病人，家属只能眼睁睁看着老人经受病痛的折磨。

除了内科、外科、妇产科和肿瘤科的教师外，预防医学的教师可以结合往年发生的大型公共卫生事件，如"非典"、汶川地震、寨卡病毒爆发等，让学生体验公共卫生伦理和疾病防控伦理。

总之，临床各科的教材里虽然极少涉及伦理学的内容，但临床各科教师在教学时都应结合工作中遇到的医学伦理问题，让学生在临床课堂学习中对伦理学有更深入的体验，在以后的医术应用实践中能够进行伦理学的思考。

### 三、通过公共课教师的医学人文情怀，体验医学伦理学

在中国古代，医学被称为"仁术"，行医治病，施药济人被认为是施仁爱于他人的理想途径之一，后来的孙思邈也把"大医精诚"作为医者的理想标准。在西方，古希腊医学家希波克拉底认为"医术是一切技术中最美和最高尚的"。而贯穿中西方医学的共同的伦理精神都在于爱病人如己的人文情怀。[①] 新中国成立以来，我国医学教育一直沿用苏联的模式与方法。改革开放后，随着对外交流的日益增多，临床教学中也接受了美国的影响，形成了今天的临床实践教学方法，但特征还是生物医学模式，即以临床教师为中心，不重视患者的意愿和相关法律法规，以追求实现临床教学任务为目标的教学模式。在中国经济体制转型的过程中，这样的现象就更加严重。一些医务工作者自持专业技术至上的观念，排斥专业之外的东西，非常功利，导致某些医生对专业之外知识的不接纳乃至蔑视。这个现象在中国医务领域是普遍存在的，要让伦理观念和医学道德自觉进入大脑内化接受为自身的基本素养还需要漫长的过程，只能说通过对医学伦理学不断的宣传和学习，现在只基本做到了让伦理概念进入医生头脑。这就导致了很多同时承担了临床学科教学任务的医生不能在临床教学中让学生体验医学伦理学内容，给医学伦理灌输带来困难。这样就给医学院校公共课的老师带来了新的课题：要在学生的公共课程中添加医学伦理的相关内容，培养医学生的人文

---

① 许启彬. 试论精神与医学伦理精神//樊浩，成中英. 伦理研究·生命伦理学卷：2007—2008：下册. 南京：东南大学出版社，2009：636–646.

情怀。

医学院校要根据医学生的道德接受规律，在不同的阶段开展不同内容的医学伦理道德教育，循序渐进，这能够保证伦理教育不仅贯穿在学生大学生活的全过程中，而且开展得兼具天时、地利、人和。例如，医学院校在学生大一的时候可以利用职业生涯规划和思想道德修养与法律基础课程，在课程中有意识地渗透相关的伦理道德知识，让学生初步了解什么是医德、职业道德的重要性以及医德对于医务工作者具有的深远意义。在大二或者大三的时候，学校再相继开设医学伦理学、医学社会学等系列课程。大四的时候，学校对即将毕业的医学生开设探讨与医生职业相关的课程，培养他们的职业道德修养，为他们未来的职业生涯打下深厚的知识基础和意识基础。如此循序渐进，医学院校的医学伦理教育课程才能够更好地遵循由浅入深、由零散到系统的原则，确保学生医学伦理教育收到更好的效果。

随着科技的发展、疾病的变异以及人类对健康需求的多样化，医学模式已经从生物医学模式转变为生物—心理—社会模式，人的心理因素、社会行为（包括社会、经济、政治、文化、伦理、道德、法律法规等方面）也成为致病的重要原因。医学生是国家未来的人才，是国家的建设者和接班人，在医学生的公共课堂中融入医学人文知识、提高医学生的人文素养是现代医学教育的要求。

**四、将医德教育融入学生管理工作，制订医学生成长成才计划，让学生在各种活动中体验医学伦理学**

医学生入校之初，对未来职业性质、特点及要求等并不十分清楚，职业意识还处于朦胧状态，年级辅导员老师在新生入学时制订医学生成长成才计划，将医德教育融入学生管理工作，针对不同年级的医学生确定相应的年度目标是很有必要的。以西南医科大学临床2013级第一办公室学生管理工作为例，辅导员在新生入学时制订了"惟精惟医"学生成长成才计划。"惟精惟医"，取自成语"惟精惟一"。《尚书·大禹谟》云："人心惟危，道心惟微，惟精惟一，允执厥中。"元朝·李道纯《沁园春·赠圆庵荮大师》词云："曰气曰神，惟精惟一，玉莹无瑕天地归。""惟精惟一"意为用功精深、用心专一。"惟精惟医"对医学生而言，也即是用功精深，专心医学，力争做符合时代发展所需要的医学人才的一种精神和态度。"惟精惟医"学生成长成才计划的核心理念为"明德至善，博学至精"，重点为明、博、精、善，力求通过五年的学习培养，让学生成长为"明德至善，博学至精"的合格医学生。整个成长计划被划分为四个阶段：第一阶段，达到明医，即知礼明德，注重学生医德的修炼和综合素质的培养，努力将学生塑造成为德能兼备的高素质人才；第二阶段，达到博医，即博文广纳，医学知识结构健全，能力全面发展，努力将学生培养成为社会需求的复合型人才；第三阶段，达到精医，即精湛技术，扎实学生的理论基础，精湛临床技能，努力让学生成为知行合一的医学精英；第四阶段，达到善医，即具有仁心仁术，恪守职业道德，铭记社会责任，努力让学生成为德才兼备的好医生。在大一时开展医学专业思想教育、入学教育，让学生尽快融入大学学习生活中；开展职业生涯规划，让学生能够有计划、有目标地完成大学学习；组建年级学生干部组织，让学生在担任学生干部时口才能力、组织能力得到锻炼；制定规章制度对学生进行言行引导和规范；开展寝室文化节活动、班级学风建设、早操优秀班集体评比、课堂出勤率评比、团组织生活培养学生集体荣誉感，提升班级凝聚力；注重学生心理骨干培训、学生心理健康知识普及和团体心理辅导，让医学生有一个健康的心理；鼓励学生参加学校文体活动、社团活动，培养广泛的兴趣爱好和特长来适应大学生活，达到知礼明德的"明医"目标。大二至大三时开展学习考研讲座、经验交流，让学生培养学习兴趣，确定学习目标，找准学习方法；进行"创先争优"表彰，学习先进典型，形成"你追我赶"相互竞争的学习氛围；引导学生参与科研兴趣小组，培养科研意识；组织学生参加青年志愿者活动、导医活动、社区服务，利用自己所学到的专业知识来服务大众；开展走进临床实践活动、基础技能大赛和临床技能大赛等来培养临床思维模式和创新科研能力，达到"博医"的目标。大四时组织学生认真参加临床实习，注重临床实践与理论相结合；鼓励学生考研，开展"考研加油站"等活动，引导学生处理好考研与实习；开展就业讲座，鼓励学生参加面试模拟大赛，为就业做准备；通过扎实的临床技能培训来达到精湛技艺的"精医"目标。大五时做好学生就业宣传和指导，为学生考研、就业服务；做好感恩教育，毕业留念；让学生总结实习过程中遇到的伦理问题，形成伦理报告，相互讨论，进行医术与医德的修炼，实现人生目标，达到仁心仁术的"善医"目标。

特别值得一提的是青年志愿者活动，在活动体验中学生树立了服务患者的意识。西南医科大学每学期组织青年志愿者在附属医院开展"义务导医、导诊献爱心"的活动，志愿者在门诊大厅维持挂号收费秩序，营造一个文明有序的就医环境；为老弱及行动不便的病人提供挂号、取药、陪同检查等服务；在住院大厅引导患者及家属办理入出院手续、医保农合报销手续等；为患者提供免费饮用水和一次性水杯等便民服务；力争为每一个需要帮助的患者带去温暖和关怀。志愿服务大大提高了就诊效率，为患者提供了人文关怀，志愿者在帮助他人的过程中也分享着助人的快乐。青年志愿者活动是公民道德建设的生动实践，也是文明创建的践行，充分体现了该校青年人积极向上、主动服务、无私奉献的精神。

除义务导医外，该校的青年志愿者还走进社区，为社区群众提供义诊服务。不但为居民宣传医药保健知识，解答他们提出的关于疾病和健康的问题，还免费为他们进行血压和血糖测量，针对病情向他们提出治疗建议并给予用药指导。

诸如此类的体验活动还有很多，辅导员将对医学生进行热爱医学专业、忠于医疗卫生事业、献身于卫生事业的教育融入一系列活动中。这样的成长计划对于使学生树立牢固的专业思想，热爱自己未来的职业，努力学习医学知识，培养良好的道德品质，为将来工作奠定良好基础是很关键的。因此，伦理学教育工作不仅是在课堂上讲授知识，更重要的是要在平时的一系列活动中有目的性地启发学生的自觉要求，让学生在大学生涯的各种活动中体验医学伦理学，实现学思结合、知行结合。

### 五、重视医学生的见习和实习，在实践中体验医学伦理学

有研究表明，不同年级的临床医学生对医学伦理教育必要性的认识是有差异的。医学伦理学课程的开设时间和形式都值得综合考虑。不同年级的学生对课程的认识不同，低年级学生医疗知识有限而服务医疗事业的热情很高，而高年级学生已经接受了比较多的临床知识。中国大部分医学院校都开设医学伦理学的课程，但事实却是学生进入临床以前没有任何处理医患关系、与病人沟通的技巧。而国外许多医学院校的做法及特点对中国医学院校的医学伦理学教学改革有重要的启示。他们将医学伦理学的教学贯穿于整个医学教育过程中，在早期的基础课程中就包括了怎样处理医患关系，怎样

与患者沟通，怎样应对医患关系中的社会、伦理和心理问题等内容。因此，结合中国医学院校的实际情况，我们应更加重视医学生的见习期和实习期，让学生在临床实践中体验医学伦理学。

临床实习对医学生的成长至关重要，实习本身就预示着医学生涯的开始，实习效果的好坏影响着医学生的职业生涯。医学生进入临床实习阶段后，他们的兴趣和精力大都集中在那些他们认为对自己以后行医有用的专业理论和技术的学习上，而从思想上轻视医学伦理学，学习热情低，主动性较差，造成部分实习医学生缺乏伦理学知识。针对这种情况，应加强医学生综合素质的培养，使其端正学习态度，明确医学伦理学的重要性，充分认识到医学伦理修养对医学生的健康成长至关重要，对医学生成长为一名合格医务人员具有重要意义。现今社会需要的是高素质的医学人才，医生不仅要具备丰富的医学知识和娴熟的专业技能，而且要具备较高的医学道德和伦理学水准。只有这样才能顺应时代发展，适应社会和大众的需要。带教老师在教学的过程中应强化医学伦理学的目的、意义及重要性的教育，使学生真正重视自身的伦理修养。医学伦理道德的培养是一个日积月累、潜移默化的过程，并非一朝一夕就能有所成。因此，从实习之日起，就应该向实习生提出加强伦理学修养的要求。

同时，带教老师应充分发挥言传身教作用，督促学生提升职业和伦理修养。[①] 学校和医院应尽量挑选有高尚医德和精湛医技的优秀医师担任带教老师，让其将伦理学知识自然融入教学过程中，做到言传身教，不仅把专业知识和技能传授给学生，更以自己严谨的工作作风、良好的医德医风来影响学生，让学生认识到社会肯定和赞扬的是有高尚医德的医生，从而触动学生将其内在信念升华为个人

① 马加海，徐礼鲜，王雪岩. 临床实习教学中的医学伦理学教育. 山西医科大学学报（基础医学教育版），2005（2）：170 - 172.

的良好道德品质。例如，带教老师带领查房时，通过与病人耐心细致地交流，使学生认识到医患关系中相互信任、相互尊重的意义；在书写病历、下达医嘱时，通过用词和书写的准确、药量的精确，让学生体会到医学的严谨和一丝不苟；术前谈话时，通过与家属的交谈让学生体会到医学受到法律的约束，做到知情同意才能避免意外的发生；出现医患矛盾或医疗纠纷时，让学生了解医患关系中双方的权利和义务以及处理技巧。

总之，医学伦理课程教学更应该注重采用案例分析教学、讨论式教学、启发式教学、沟通式教学、现场式教学等实践性较强的教学方法，同时通过开展问卷调查、开办教学实习基地、举办实际案例讲座、开展知识竞赛、进行专题调查、组织参观学习、介绍先进典型等多种形式，拓展教学内容，形成综合教学体系，尽量使学生在课程学习与临床实践和实习阶段就能体验到医学伦理知识。

## 第二节　"认知"（cognition）和"感悟"（understanding）

### 一、"认知"医学伦理教育

1. 对医学伦理学的内容及重要性的认知

目前，医学院学生对医学伦理学的内容认知不全面。有关学者在对同济大学医学院临床五系和上海市同济医院的医学研究生开展的医德调查中发现，这些医学院的研究生对《医务人员医德规范及实施办法》中的医学道德规范非常了解的只占 24%，61% 只是了解，而且还存在 15% 的医学院研究生对《医务人员医德规范及实施办法》是完全不了解的。从上述的数据我们可以看出，当前的医学生对什么是医德、医务工作者应该奉行什么样的道德准则与行为规范等问题的认知程度还远远不够。

此外，医学生对医学伦理学的重要性认知也不到位。医学生对医德重要性的认知是否到位直接决定他们是否会认真学习医德伦理知识，自觉将医德伦理要求内化为自身的观念体系，进而主动践行医务卫生职业的规范。但是，当前许多高等医学院校的学生只是注重医学技术的学习，对于自身医德素质的修炼和提升却并不重视。精湛的医学技术对于医学生成长为一名优秀医务工作者的重要性本无可厚非，但是这种"唯技术论"的思想倾向却可能导致这些未来的医务工作者没有认识到职业道德与规范对于医务工作者的意义。进一步说，在未来的职业生涯中，当面对金钱与责任的抉择时，他们就可能会出现误入歧途的情况。

高等医学院校的学生医德素质整体情况如何，不仅影响整个医疗卫生系统的形象和风气，而且与国家人民的生命财产密切相关。高等医学院校卓有成效地对学生开展医学伦理教育，让他们清晰认知崇高医德对于医务工作者的重要性，从而更加坚定医疗卫生行业的责任感，奉行医务工作人员应该遵守的信条与准则，这既是针对医疗卫生系统市场化倾向背景下医务工作人员道德水平下滑现象必须采取的举措，又是对当前医患纠纷事件不断增多的现实的回应，更是医学生为今后顺利走上工作岗位、科学规范自身行为应该有的提前准备。

2. 对医学伦理学的必要性的认知

（1）学习医学伦理学是大学生思想政治教育的任务要求。

2004 年国务院下发的 16 号文件对大学生思想政治教育的意义

与价值进行了特别强调。文件指出，大学生是祖国的希望和民族的未来，必须紧紧抓住大学生这一群体，努力促使他们成长成才，而思想政治教育就是为党和国家输送社会主义现代化建设的合格建设者和可靠接班人的重要保证之一。高校开展思想政治教育的重要目的之一就在于提高大学生的思想道德素质。对于高等医学院校而言，医德素质的教育便是提高大学生思想道德素质的重要着力点，属于思想政治教育中的职业道德教育。高等医学院校开展医德教育，引导大学生去了解医务工作者应该具备的职业观念与道德修养，促使他们早日成为一名优秀的医务工作者，就是将思想政治教育渗透到大学生的日常生活中去，这与思想政治教育的任务初衷与新形势下的形式要求是不谋而合的。所以，高等医学院校将提升医学生的医德修养作为一项重要的任务来落实，让医学专业的大学生牢固树立救死扶伤的人道主义精神，这是在引导医学生树立正确价值观、人生观，也即是在落实思想政治教育的重要任务。

（2）大学阶段是学习医学伦理学的最好阶段。

在大学阶段对医学生开展医学伦理教育，是紧紧抓住教育契机的表现，这里包含两层意思。一是大学生正处于价值观念和行为规范系统学习并固定的关键时期。在大学阶段对学生进行正确观念的塑造和健康行为的引导，能够更好地促使正确观念和健康行为成为他们的态度体系和行为规范的重要组成部分。因此，高等医学院校恰如其分地抓住这个关键时期，将正确的职业观念与职业道德渗透到医学生的生活中去，能够更好地提高医学生的道德水准与精神境界，取得事半功倍的效果。二是大学阶段是医学生从学生生涯走向医务工作岗位的过渡时期，在此阶段就必须促使医学生提前适应角色。医务职业与其他职业很大的区别之一就在于医务工作者的技术与医德直接影响到工作对象的生命健康安全，而且很多时候都没有可逆性。[①] 医务工作者的工作要求他们在正式走上医疗岗位之前就必须具备该工作岗位所必需的医学技能和医学伦理道德，而不是等到走向工作岗位后才不断摸索。因此，高等医学院校对医学生开展医学伦理教育能够更早和更好地使医学生提前明确自身的角色定位，清楚自己所要从事的医务职业的要求，进而发挥自身的积极性与主动性，提前培养崇高的医德素质。

（3）学习医学伦理学是社会发展和医学进步的要求。

随着医疗卫生行业的不断改革以及人们观念的不断发展，无论是医患双方还是社会各界都不再只是简单聚焦于医务工作者的医疗技术。医务工作者是否有服务意识、职业态度是否专业、能否设身处地为病患着想等内容越来越成为社会各界评价医务工作者形象的考量因素，而这些都是社会进步、观念转变以及医疗卫生行业发展对医学生的要求。目前每年毕业的医学生与用人单位的人才需求相对比供大于求，就业形势不容乐观。医疗卫生行业在招聘的时候，就更加注重医学生综合素质的全面发展，要求医学生既有精湛的医学技术，又有高尚的职业情操。进一步讲，高等医学院校的学生要想更顺利地进入到医疗卫生服务系统，并且在医疗卫生服务系统更好地发展下去，没有良好的医德修养是不可能的。因此，高等医学院校加强大学生的医德修养培养，使他们更具有救死扶伤的人道主义精神也是社会发展、人们观念转变以及医学事业发展对高等医学院校、医学专业大学生的现实要求。

## 二、"感悟"医学伦理的精髓

受历史原因和传统观念的影响，大多数进入医学院校学习的中

---

① 左振. 高等医学院校学生医德教育存在的问题及对策. 曲阜：曲阜师范大学，2014.

国学生对医学伦理知识并没有真正的了解，并没有从心里真正重视起来，多半还是仅停留于简单模糊的认知上，所以主动接受学习的学生不多。这就需要各科老师对其进行正确引导，让学生在体验和认知了医学伦理知识的基础上，将自己的感悟写出来，这样就可以让学生在反思的过程中感悟到医学伦理精髓，潜移默化地培养伦理道德精神。

1. 早临床、多临床、反复临床暑期社会实践心得体会报告

邹同学的心得体会报告：

通过为期一个多星期的见习，我作为一名大一刚刚结束，即将迈入大二的学生，受益匪浅。见习让我印象最深的就是同学的积极参与和老师的热情关怀，这令我这样一个涉世未深的初学者并未受到伤害打击。相反，在工作上，自己感觉得心应手。见习，让我很好地巩固了以前所学的知识，同时也让自己提早接触了下学期所需要学习的内容，为今后的学习打下了一定的基础。

当然，见习也并不是一帆风顺的，有的时候遇到了问题，大着胆子去问老师，可问过之后还是不明白，然后又厚着脸皮去请教，本以为老师会感到烦，但出乎意料的是老师还是同刚才那样，依然认真地又给我讲解了一遍，那一刻，我对老师满怀感激，谢谢老师的毫不保留，倾囊相授。在见习的这段时间里，我不仅真正学到了知识，还明白了一些做人的道理：踏踏实实做人，认认真真做事，更是锻炼了自己的沟通能力，学会了怎样与病人沟通、交流。同时，我们都应该以踏实的工作作风、勤奋好学的工作态度，认认真真做好老师交给我们的每一个任务，勤勤恳恳，悉心向上，以饱满的精神和激情应对工作中出现的一切困难，为今后的工作和学习打下坚实的基础。

刘同学的心得体会报告：

有幸让 1991 级校友李老师带我学习。李老师不仅和我有很多共同话题，而且也尽职尽责地教给我很多东西，无论是医学知识、操作理论、操作技巧还是与病人之间的沟通技巧。李老师常说，与病人谈话看似简单，实则是一门很大的学问，在医患关系复杂化的今天，病人难以信任医生，让医生缺乏安全感，导致本就互相猜疑的医患之间形成了巨大的鸿沟，而及时和患者及家属交流和沟通是解决这些的唯一方法。耐心细致地谈话，全面地分析病情的发生发展，耐心地解释各项检查的目的以及术中、术后可能出现的风险情况及预防措施等，让病人享有知情权、选择权，从而建立融洽和谐的医患关系，才能更好地进行各项医疗活动。在这些天的学习中，我学到了许多课本中所没有的东西。医院所有的医护人员都严格遵守各项规章制度，按时交接班并在 8 点正式上班前提前 15 分钟上岗，没有人迟到，医生这个职业需要这种严谨负责的态度。想想自己平时从宿舍到教室就 3 分钟的路程还常常迟到，和这些医生相比真是无地自容。在此期间，我曾多次感到自己已经融入这种紧张辛苦却淡定从容的工作中，而醒悟之后才发现自己专业知识仍不足，还需要经过很长时间的学习和实践，才能像我身边的医生一样，为病人服务，让病人恢复健康。唐代"医圣"孙思邈在其所著的《千金方》中论大医精诚有这样的论述："凡大医治病，必当安神定志，无欲无求，先发大慈恻隐之心，誓愿普救寒灵之苦。"因此，医生除了要掌握先进的医疗技术，更要具有爱岗敬业、廉洁奉献、全心全意为人民服务的品格。在这几天的实践观察中，每位医护人员的真诚与笑容、对病人和家属的亲切问候，都深深地打动着我。医生治病救人的初衷一直都存在。要做一个好的医生，首先要有好的品德，我一定会牢记于心的。作为见习生，要做到：待人真诚，学会微笑；对工作和学习有热情、有信心；善于沟通，对病人要细致耐心，对老师要勤学好问；主动出击，不要等问题出现才想解决方案；踏踏实实，不要骄傲自负，真正在实践中锻炼能力。在短短半个月的时间里，我与老师建立了良好的感情，离开时有点依依不舍的感觉。在这里，我不仅学到了知识，还明白了一些道理：踏踏实实做人，认认真真工作！我坚信，在未来的努力下，终有一天我会成为他们中的一员——一名优秀的临床医生。

2. 青年志愿者活动心得体会报告

何同学的心得体会报告：

"尊老"是中华民族的传统美德，作为新世纪的大学生，更有责任感和义务去发扬这一美德。为了提高和培养大学生的社会实践能力和感恩意识，在了解老人生活的同时带给他们欢乐，为他们晚年孤寂的精神世界献上一份关爱，我们代表"2013级一办志愿行动队——载爱齐飞"活动于2016年1月22日前往都江堰市社会综合福利院看望老人。

在福利院里，我们为老人们打扫卫生，陪老人们聊天，还为他们带去了我们精心准备的歌舞表演，看到爷爷奶奶那灿烂的笑容，我们心里觉得很满足。

这次活动使我们感慨良多。爷爷奶奶虽然很健谈，但是在没有儿女陪伴的情况下还是很孤独，希望有人能陪他们聊天。这次我们并没有为他们做很多事，但老人们说他们因为我们的来到感到很开心。其实老人们需要的并不多，他们要的只是一句温暖的问候、一个温暖的拥抱，这样对他们来说就已经很足够了。我们通过自己的一份努力给老人们带去关爱、欢乐和温暖，希望有更多的人去传递这根爱和孝心的接力棒。

邓同学的心得体会报告：

回忆起刚到长桥小学时，我们一群人被他们简陋的教室、教学设施震撼了。当我们轻轻推开门，进入教室后，再一次被震撼了。可是这次，却是因为学生闪亮的眼睛和欣喜、期待的眼神。原来，他们和当年的我们一样，一样天真无邪，一样活泼可爱。一个个谜语，一则则脑筋急转弯，把我们大家都逗乐了。展现在我们眼前的是一张张迷人的笑脸，回荡在我们耳边的是银铃般的笑声……最后，我们和他们集体合照留影，我们作为大哥哥大姐姐，写了寄语给那一群可爱的弟弟妹妹，而他们，也把他们亲手画的画送给了我们。离开时，我们竟对这一群只相处了一个小时的小朋友恋恋不舍。我们在活动中找到了儿时的理想得以实现的感觉，一种通过帮助别人给自己带来快乐的感觉，一种人与人互相关怀的纯真的感觉，这是金钱买不来的，是没有经历过的人所体会不到的。通过这次的志愿者服务活动，我们的思想意识都有所提高，在以后的学习生活中，我们会开展更加丰富多彩的服务活动，为社会贡献我们微薄的一分力量。我们是志愿者，我们苦并快乐着，我们累并幸福着……

3. 医学伦理课见习心得体会报告

秦同学的心得体会报告：

在见习过程中，我深深地体会到了沟通的重要性，体会到了沟通带给我的快乐。沟通是一门艺术，它架起人与人之间理解信任的桥梁。沟通不仅影响我们每个人的生活，还影响我们的工作。在见习中，我们还感受到了临床医生严谨负责的行医风格。在更加人性化的社会里，我们的医生不仅是关心疾病，同时他们也会关心病人的心理健康，更加人性化地对待每一位患者。从病人走进诊室开始，医生就会对其微笑，然后让其讲述病情。医生问诊完毕，如果病人需要转去手术，他会先亲切地给病人说明手术的必要性和大概的费用。病人如果同意手术，他会通知手术室那边的医生，同时告诉病人手术室所在的位置。再也不是所有事都由医生决定，更多的是综合考虑病人意愿，尊重病人选择。我们在不同门诊部门都见习过，内科诊室的医生让我们印象最深刻。内科病人一般都很难受，有时还会呕吐、昏迷等，所以内科医生需要有较大的心理承受力，并且要做好充分的预防措施。这次见习，对我们大  的学生来说无疑是影响深远的，我们摒除了只懂课本理论知识、通过实习才能接触病人的旧习，早期接触临床，提前感受临床医生的工作。希望我们在以后的学习生涯中能科学地安排时间，学到过硬的医疗技术，同时提高自己的人文修养，为将来成为一名优秀的医生做好充分准备。

李同学的心得体会报告：

这次见习让我更加了解了临床相关专科的特点以及特色。临床医生不仅是一个职业，身为临床医生，道德与品质十分重要。医者仁心，我们临床医学生不仅要拥有扎实的专业基础，还应该不断培养自己的医德和医智。医生的职业既充满未知但又是那么单调。单调的是必须面对成堆的病历，师姐说医生就是一辈子在和病历工作，我真的感觉到了。不知道大家是否看过《因为是医生》这个节目，其中我最喜欢的是里面的主题曲："我是一个人，也有疏漏和纰误，对生命的敬畏，支持我成为一名医者，您若信任我，我必倾尽全力为您除病魔，不要怀疑我，那让我好忐忑。我是一个人，也有焦虑和担忧，病痛折磨我，让我失去了对您的尊重，千万里有缘成为您的患者，就该把生命予以付托。才知道生老病死是必然的经过，妙手回春是您用生命谱写的赞歌，怎能误解您的付出，不要怀疑我的温柔，不能在奉献之后独自泪流。就请您的手握住我的手，这是一份信任一份责任的守候，您的笑容融化我的焦急忧愁，我的笑容是回报您仁心仁术。"感谢师姐的无私帮助，感谢带习老师的细心教导，相信在以后的漫漫学医路上，这次见习将会是我的一笔宝贵财富。

4. 临床实习心得体会报告

余同学的心得体会报告：

科主任尽责敬业，以身作则地践行作为领导者、医者、师者的责任，尽心尽力地教导学生；老师细心指导，毫不藏私地分享自己的经历，为我们长见识；师兄师姐热情帮助，总是在我不知所措、犯错误时及时地帮助我。医途漫漫，同行的人，总会给我留下些什么，总会让我学会些什么。我曾不止一次问自己：医生的价值在哪里？我想，在病人家属看来，医生的价值是把病人的病治好；在医学生看来，医生的价值是有着渊博的知识，能够自由游刃在病人之间，让疾病消失于无形。但是真正站在医生的角度来看，一切的一切都是浮云，不是渊博的知识，不是让人欣羡的职称，不是医治病人的总人数的直线飙升，而仅是可治愈的病人病愈后安心出院，临走时真诚的谢谢和那信任的笑容；不可治愈的病人能够安然离去，不留遗憾；在紧急的病人面前，不顾自己的利益，以病人为先。这些种种才是一个医生应有的！病人开心地迎接我们，满心欢喜地笑，有的人更是对着我们说："医生，没事的，我相信你。"也有病人贴心地问我们吃饭没有，那时候我真的很开心。晨起赶路的慌乱、书写病例的烦躁、值夜班的疲劳都一扫而空，眼中只有那欣慰的笑，那使我觉得自己做的一切都是有意义的。我们不曾忘记自己走进医学院的初衷，不曾忘记当年自己对着希波克拉底许下"为除人类之病痛而奋斗终身"的誓言，不曾忘记自己为病人心疼的心。有人说，在行医的这条路上久了，莫问初心，要问己心，己心未改，初心未亡！白大褂有一天会脏，可是医者的心却是圣洁的。医者父母心，我们永远都是怀着希望病人的情况变好的心情为病人着想。我不后悔当初自己的选择，医路漫漫，良心、谨心、责任心！医路不归，无悔从之！

王同学的心得体会报告：

我想没有一个事业可以这样直观而且实际地收获到这样的满足感。在我们手下来去的都是生命这种令人敬畏的事物。我觉得作为一名优秀的医生应该具备"五心"，即耐心、爱心、信心、责任心和进取心。对病情要耐心分析，对病人解释工作要耐心细致，让病人多些安心，少些顾虑；对待病人要富有爱心，能够站在病人的角度为他们考虑，特别是在病人入院和手术之前，要多关爱病人，多与病人交流沟通，消除其内心的恐惧与不安；对疾病的治愈要抱有信心，不管再疑难的杂症，只要病人或其家属不放弃，医生就应该不抛弃，要相信自己，要赋予病人活下去乃至康复的机会；对待日常工作或是手术要有责任心，医嘱要开得适合准确，手术要做到精准完善；对待自己更要有进取心，要不断积累经验，也要不断学习，不仅要拥有广博的医学知识，更要有高超的专业技能。

当看到痛苦而来的病人带着笑容离开医院的时候，我们也许就会觉得自己所做的一切都是值得的。所以一定要当个好医生，做个为病人着想、能够与病人同疾苦共欢笑的医生，那样才不会觉得工作枯燥、繁重。病人把他们的生命放心交到了我们的手里，我们就应该担负起这个责任，尽全力还他们健康和欢笑。如果认为这些工作枯燥抑或繁杂的话，那就一定不要来当医生，心中没有病人的医生一定不是好医生，也一定治不好病人。正如科室主任要求的那样：医生一定要尽责，要不断提高自己的技能水平，在必要时要能够独当一面；做手术务必精准，要避免医疗事故乃至术后并发症的发生；对病人要多关心，解释工作要到位，少让病人或其家属为各种各样的问题而争吵。

易同学的心得体会报告：

临床的实习是对理论学习阶段的巩固与加强，也是对临床技能操作的培养和锻炼，同时又是我们就业岗前的最佳训练。尽管这段时间很短，但对我们每个人都很重要。我们珍惜这段时间，珍惜每一天的锻炼和自我提高的机会，珍惜与老师这段难得的师徒之情。

刚进入病房，总有一种茫然的感觉，对于临床的工作处于比较陌生的状态，也对于自己在这样的新环境中能够做的事还是没有一种成型的概念。庆幸的是，我们有老师为我们介绍各科室的情况、规章制度、各级医师的职责等，带教老师的丰富经验，让他们可以较快地适应医院各科临床工作，适应医院环境。

在整个实习的过程中，我们更加清楚地了解救死扶伤是我们的职责。学医是艰苦的，一直不停学习，钻研医术，精益求精，才能对得起信任我们的病人。带教老师常跟我们说，学医是一辈子的事情，面对枯燥的病历，要克服浮躁心态，不断提高自身的医技水平。查房的时候要态度和蔼，举止端庄，着装朴素大方，语言文明，要一视同仁地对待病人，尊重病人，保护好病人的隐私，能够很好地和病人进行病情的沟通。

在体验认知的基础上，让学生把感悟到的东西总结起来并形成心得体会报告，会让感悟更加深刻，从而内化为自身职业素养。

# 第三节 "内化"（internalization）和"接受"（acceptance）

## 一、"内化"医学伦理道德知识和精神

医学院校应改变过去那种试图通过短暂的课堂教学和临床实习让学生培养高尚的医德的奢望。医德的培养始终贯穿学生整个大学阶段和今后的工作生涯，医学院校应以培养和提高医学生的医德认知力、判断力、内化力和践行力，增强其医德素养为中心。必须让医学生清楚地意识到现代医学技术对人类其实是一把双刃剑，以促使医学生在校学习期间，特别是在刚开始面对现实病例之时，就能对医术的运用进行医学伦理的思考，进而让这种思考逐步形成思维定式，内化为医德素质。另外，应要求学生经常进行"理论对照""实践对照"和"榜样对照"，检查和反省自己的言行，使自己的思想和行为达到医德的高标准、高要求，这样才能真正达到内化医学伦理道德知识和精神的目的。

### 1. "理论对照"与"实践对照"相结合

医学伦理学是一门实践性很强的课程，因而，加强理论与实践相结合显得尤为重要。医学生完成了伦理学基础知识的学习后，学到的书本知识较多，但因还没有步入社会，缺少实践经验，对许多医学伦理问题没有切身体会，缺乏感性认识，相当一部分学生不能将其用于实际工作中。临床实习正是医学生医学伦理学理论与实践相结合的最佳时机。

首先，理论与实践的结合可以使学生加深对所学知识的基本理论、原则和规范的理解。医学伦理学基本理论、原则、规范，如人道主义原则、知情同意原则、生命至上原则等对于学生来说相对抽象，不过一旦与实际结合起来讲，就会变得浅显易懂，容易理解、消化和吸收。在实践的过程中，增加学生的感性认识，使其心灵深处初步形成医学伦理、职业道德观念，这对事业、对人生是非常重要的。

其次，理论与实际的结合可以提高学生分析问题、解决问题的能力。学习医学伦理学不仅能让学生知道一些医德知识，更重要的是让其将来在医疗实践中能够按照医德要求去做，对医疗实践中遇到的道德问题能够正确处理。在医学伦理学教学中，可把医疗实践中遇到的一些伦理问题以案例的形式提出来，让学生讨论生殖伦理问题、安乐死问题、临终关怀问题、克隆问题、药品回扣问题、红包问题等，通过讨论，使学生明白应该如何正确对待这些问题，以后遇到时，就会有主见，就有可能处理好，而不会感到很茫然。这样，分析和解决问题的能力也就提高了。

## 2. 榜样对照

充分利用校园文化营造氛围，通过潜移默化的方式塑造医学生的医德素养。通过医德优秀的医学前辈的雕塑和名言警句对医学生起感染、教育和激励的作用。通过校徽、校训、校歌，为医学生设定道德目标和底线，让我们在医学生誓言的引领下，明白医务工作者的职业素养，被优良医德教育的校风熏陶和感染。同时，努力挖掘医德优秀的校友的先进事迹，大力宣传典型，用他们的事迹来激励和引导学生的道德取向。

西南医科大学名老专家孙同郊教授就是高尚医德的典范。享誉川南的肝病专家、四川省名中医、四川省三八红旗手孙同郊教授尽管已经八十多岁高龄，却依然孜孜不倦地求索在岐黄路上。从医 60 多年来，孙老一直致力于中医的研究和传承工作，采用"益气活血汤"治肝硬化和"逍遥散"治杂症等妙方屡显奇效。同时，孙老不断研制新药方，先后承担了十余项国家、省级科研课题，多次获得四川省政府、省中医药管理局颁发的科技进步奖。早在 1955 年，江苏籍的孙老和丈夫任宗一被组织安排到川南区院泸州医士校（西南医科大学前身）工作，从此为医学教育事业奉献一生。几十年来，孙老为医学教育事业奉献出了毕生的精力。当年，她和同事白手起家，克服了无数艰难困苦，自己动手烧石灰、盖房屋、平操场、制标本、编教材……挑灯夜战，废寝忘食。1977 年泸州医学院正式成立的中医系，无不渗透着孙老的心血和汗水。对于学生的培养，孙老说：授人以鱼，不如授人以渔。治学严谨的她，对学生关爱有加。学生写论文，她帮学生查资料，亲自执笔修改；学生做实验研究，她亲自指导、现场示范。孙老是全国第三批老中医药专家学术经验继承工作指导老师。在孙老的师承教育导师介绍中，学生提到她享誉省内外，孙老知道后立即打电话要求学生不要这样写，说自己做得还不够好。孙老虽年事已高，但仍坚持带硕士研究生。如今，孙老的学生遍及全国乃至全世界，不少成为卫生系统的领导、医学院校的博导等。每年生日，孙老都会收到众多门徒的感恩与祝福。她的学生在信中写道："随师三年，日间临证，夜间读书；鸡鸣冷月，黄卷青灯，用功不为不苦。恩师精勤教诲，给予我们人品医德之熏陶，实乃人生之莫大荣幸。""医者仁心，彰显博爱"，孙老从医的 60 多年里，视病人为亲人的事迹数不胜数。2011 年，孙同郊教授被评为"四川省敬业奉献道德模范"；2012 年三八妇女节前夕，她又被评为四川省三八红旗手。为将孙同郊教授的崇高精神发扬光大，西南医科大学附属中医医院开展了以"同郊风范"命名的优秀文化挖掘、整理、传承的战略工程，将她的优良品行进行总结和提炼，形成文化传统，并进行系统的文化素养培育，让优秀的文化传统内化于心、外化于行，教化更多的医务工作者以孙同郊教授为楷模，树立救死扶伤、病人至上、热情服务、文明行医的行业风尚，勇担责任和使命，成为一名好医生、好护士。"同郊风范"是孙同郊教授长期以来勤求博采，悬壶济世，德艺双馨，务真求实，虚怀若谷，在长年累月的医疗实践中逐步提高医术而在人民群众中建立起的良好口碑，实至名归。她怀着一颗救人济世的仁爱之心，几十年如一日勤谨踏实，为病人撑起生命的绿荫，为后人开拓前进的道路，为同道树立谦和的榜样。孙教授就是这样一位平和真诚的老人，一个骨子里有热爱、有追求的中医人，一名内涵深厚、需要用心揣摩的大师。她的朴实无华，她的潜心专研，她的平易近人正像那开在山岚上的兰花：兰之猗猗，扬扬其香。

　　同样，医学生当中也有大家学习的楷模。如长沙医学院中医学院学生田剑等义务为重度脑瘫女患者治疗两年的事迹。患者郭劼由于身患重度脑瘫，肌张力过强，双手不能有意识地运动，无法行走，生活不能自理。而其父母都是年近八十的老人，患有心脑血管疾病，自身都需要照顾。近年来，患者腰部、腹部、双膝的疼痛更是日益严重。2013 年，通过长沙市残联介绍推荐，患者父母结识了长沙医学院 2012 级中医班的田剑等学生，他们每周六都到郭劼家里义务为其进行按摩、艾灸、指灸、火罐等治疗。"以前女儿不能进行口语沟通，同学们经常推着轮椅外出陪她聊天。他们上百次，上千次，一字一句不厌其烦地帮我女儿做口语矫正。奇迹终于出现了，现在她能够和我们进行对话了，而且她身上的疼痛病也基本痊愈了，我们全家衷心地感谢他们，更感谢长沙医学院培养了这样德才兼备的学生，能学以致用，服务社会。"郭劼父亲感激地说。

田剑出生在湘西永顺县的一个小山村。因为家境不好，初中、高中都是依靠社会爱心捐助才完成了学业。读高中时，一场疾病让田剑休学两年，其间父亲染病突然去世。因此田剑立志当一名好医生。大一时，田剑报名参加了学校红十字会，成了一名志愿者。他经常参加长沙市红十字会组织的活动，到社区和老人聊聊天，或者帮助他们做一些理疗、检查等。有时候到献血车上做义工。两年来，田剑每周必到，风雨无阻，坚持不懈。他还泡制药酒，自购药品和医疗器械，为脑瘫女患者进行精心治疗。田剑说："很多爱心人士帮助过我，现在只想尽力报答社会。有恩必报，图个心安。"

这样的榜样太多，医学生在临床实习中还可以接触到很多默默无闻且医德高尚的医务工作者，他们的一言一行和感人事迹更是培养医学生高尚医德和伦理学的活教材，使学生更好地明确医生的权利与义务，激励学生、启发学生去思考将来如何做一名好医生，走好自己的从医道路。

## 二、"接受"医学伦理知识

伦理查房制度能体现医学生是否真正接受了医学伦理道德知识。伦理查房既不是医疗查房的延续，也不等同于精神文明查房，主要目的是发现临床医疗工作中的伦理问题，预防矛盾的产生。检查手段多样化，遵循客观、保护医患双方利益的原则。委员会对伦理查房的情况进行综合评价，并提出适当的建议，向医务人员发出伦理查房的评价和建议通知单。伦理查房主要从病区风貌、医患沟通、知情同意、人文关怀、爱岗敬业、廉洁守法、患者满意度、服务语言、服务行为九个方面对病区进行督促检查。① 病区风貌方面，主要查病区环境是否整洁舒适、标识是否醒目清晰、医务人员仪表是否端庄文雅、工牌是否佩戴规范；医患沟通方面，主要查入院须知和疾病相关知识的宣教、与患者或家属的沟通等；知情同意方面，主要查药品及医疗服务价格的公示、住院费用每日清单的实行、知情谈话制度的执行等；人文关怀方面，主要查服务态度是否热情和蔼、服务流程是否便捷畅通、服务环节是否人性化等；爱岗敬业方面，主要查医护人员在岗及履行工作职责情况；患者满意度方面，主要是现场调查病人对医疗、护理、服务等方面的综合满意度等。伦理查房实施过程中，积极倡导"以人为本"的医学伦理观，将医生职业道德和医患沟通要求在临床中落实，弘扬"德术并举，病人至上"的医学精神，在实践工作中如果真正做到了这九个方面的工作，说明医学生就真正接受了所受的伦理道德教育。

医学生在体验中发现，医务人员中普遍存在着对患者的知情同意权、隐私保护权方面关注不够的情况。在病房中讨论患者的病情，会涉及一些患者不理解的医学术语，使患者因为一知半解而造成误解；或在患者床旁分析疾病诊治的进展及预后等，使患者听到自己的疾病预后差等情况，失去康复的信心。在与患者或家属交涉知情同意的相关内容时，缺乏足够的深入浅出的沟通，经常涉及一些难以理解的医学术语，或语言文字虽浅显，但只有结果，没有过程分析，使患者或家属知其然而不知其所以然，往往会质疑将采取的医疗方案。这些现象影响了医疗方案的及时实施，影响了患者的康复信心甚至影响了疗效，也可能是医患矛盾的导火线。

因此，医学生在以后的工作中要树立保护患者隐私的意识，遵

---

① 李彩英. 浅谈医学伦理教育的实践与途径. 中国医学伦理学，2009，22（2）：125–126.

守保护性医疗的原则，不在患者面前讨论病情，床头卡上不注明真实病情的诊断内容，以利于患者康复；切实履行知情告知职责，信息告知通俗易懂，让患者积极主动地参与制定治疗方案，详细将各种治疗方案以及其预期和利弊告知患者，同病患建立信任和谐的医患关系；在诊疗过程中经常关心询问患者的感受和反应，确保患者完全了解自身的疾病和诊疗过程；改善服务，用语文明，让患者切实感受到医务人员的尊重和人性化关怀。

医学伦理既是一门医学基础学科，又是一门应用伦理学学科，理论性与实践性都很强。学生在基础学习阶段，着重学习医学伦理学的基础理论、原则等内容；而在临床实践学习阶段，重点是运用理论知识对一些实际问题、热点问题进行讨论研究，将理论应用于实践。在这两个学习阶段，要让学生全方位地去体验、认知、感悟并内化接受为自己的道德标准，使其在以后的工作中能够分析处理好可能面临的各种伦理冲突，充分彰显医学伦理的价值。

# 第四章　体验认知视角下医学生伦理道德培养模式构建

　　成熟的教育培养模式是人才培养过程中必不可少的辅助工具。它既能帮助教学新人直接吸收前人的经验教训，快速进入工作角色，又能为经验丰富的教育者提供一个将自己的丰富实践经验提炼、升华成为相关理论的有机平台。体验认知视角下的医学生伦理道德培养模式正是西南医科大学管理者和相关教师为了实现培养出既有扎实医学专业知识，又有高尚医德品质的高素质医疗卫生人才这一目标，而在体验哲学思想指导下，在不断总结本校医学生伦理道德培养实际经验的基础上建立起来的一套包含有具体的医学伦理道德培养理论框架和切实可行的医学生伦理道德培养程序、方式的完整体系。①

## 第一节　体验认知视角下的医学生伦理道德培养理念

　　作为"科学之母"，哲学不仅为我们理解作为"人"的意义以

---

① 查有梁. 教育模式. 北京：教育科学出版社，1993：34.

及为我们认识人类思维的运行方式提供了有效的解释视角，也为人类认识世界、改造世界提供了有效的理论工具。作为一个在哲学世界中占有重要地位的流派，以胡塞尔为代表的现象学中的"体验哲学"思想就为教育理论，尤其是道德教育理论的发展与实践提供了有效的指导。①

现象学派认为人类的知识始于经验。这也就是说进行亲身的体验和实践是我们踏上求知之路的起点，通过在体验过程中和客体进行不断的互动，我们逐渐对自己的认知进行加工、改造，使之由零散的、模糊的碎片化信息进化为纯粹的、确定的个体意识，并最终指导我们的行为。加州大学伯克利分校的语言学教授莱考夫和俄勒冈大学的哲学教授约翰逊在研究人类语言习得的过程中，为了解释人类认知形成具体过程，在现象学的基本观点的基础上发展出体验哲学。体验哲学的核心是体验的人本观，这一观点强调了人的重要性，以及要从人的身体知觉和情感的角度来研究意识的构建。由于医学伦理道德价值观的培养和语言教育一样，也是属于一种抽象的认知概念的建构，因而，体验哲学的许多观点对于医学生伦理道德的培养也具有相当的借鉴意义。当我们在体验认知视角下进行医学生伦理道德培养过程的构建时，也应该从学生出发，尊重学生在道德培养过程中的主体地位，把他们看作是主动加工处理信息、构建认知内容的积极主体，在教学过程中要重视他们的学习需求和认知特点，而不能仅仅把他们当成被动的信息接收器或者是麻木的灌输对象。②

在具体的认识发展路径上，体验哲学认为人类认识的形成要经历"体验感知"和"人本加工"两大阶段。所谓的"体验感知"就

---

① 胡塞尔. 哲学作为严格的科学. 倪梁康，译. 北京：商务印书馆，1999：82.
② 王寅. 后现代哲学视野下的语言学前沿：体验人本观与认知语言学. 外国语，2012（6）.

是指学习的主体积极地融入实践，和客体进行互动，以积累充分的感性认识；而"人本加工"则是指认识的主体在体验感知的基础之上，从自己的感受出发，运用自己的思维与理智对所获取的体验经验进行认知层面的加工，以促进个体原有的认知系统对新的认知信息进行同化，最终将其纳入主体原有的图式，使主体原有的认知体系得到更新。由此可见，"体验感知"是"人本加工"的基础，没有充分的体验，认识主体就难以为"人本加工"积累充分的经验素材；"人本加工"是对"体验感知"的补充与升华，是充分发挥人的主观能动作用、促进认知主体原有的认知体系更新和升级的关键步骤。因此，在对医学生进行伦理道德培养的过程中，我们可以充分借鉴体验哲学的思想精髓，在培养模式构建和具体教学方案的制定过程中利用好学生认知发展的"体验感知"和"人本加工"这两大必经环节的特点进行方案设计，以便取得最佳的教育效果。① 根据莱考夫以及约翰逊提出的体验哲学具有的心智上的身体体验性、思维认知行为的无意识性以及抽象概念的隐喻性这三大特点，在医学生伦理道德培养模式的构建中我们应该充分利用各种条件为学生创造尽可能多的体验机会，注重营造良好的环境氛围对学生进行潜移默化的道德熏陶，以及在教学中重视知识间的关联性以帮助学生触类旁通地理解新知识。

## 一、充分利用各种条件为学生创造体验机会

在体验哲学的语境中，人类的心智、头脑中的概念等并非是与生俱来的，而是通过自己的感知系统在与外界不断的互动体验中对

---

① 乔治·莱考夫，马克·约翰逊. 我们赖以生存的隐喻. 何文忠，译. 杭州：浙江大学出版社，2015：112.

体验经验进行加工而形成的。因此，在对医学生进行伦理道德教育过程中，为了促进多为理科背景的医学生更好地掌握相对陌生的伦理道德知识，构建自身的伦理道德认知体系，学校的管理者和教师需要充分利用各种教学资源、社会条件和学校的软硬件设施，通过组织课堂角色扮演、参观研究机构和访问专家学者、进行志愿服务、医院见习等方式来创造体验机会，帮助学生在亲身实践的过程中体验医学伦理道德知识，积累感性的体验经验，为他们对新知识、新感悟进行认知加工和升华奠定基础。

## 二、注重营造良好的环境氛围对学生进行潜移默化的道德熏陶

体验哲学坚持意义的体验观，认为认知具有无意识性，是大脑神经在人类进行体验活动的过程中对体验所产生的经验和意义进行加工的自然结果，所以体验过程中注意营造良好的环境氛围有助于在无形中影响、促进学生认知的推进和发展。因此，在进行医学伦理道德培养的过程中，我们不能仅仅注重对授课内容的钻研和打磨，更要充分利用课堂以外的因素。通过对校园设施的现代化改造和大力进行学风校风的建设，让医学生在优美便利的学习环境中受到教师高尚师德和医德的感染、朋辈积极求知精神的带动，成功寓道德教育于潜移默化的无形熏陶之中。

## 三、在教学中重视知识间的关联性，以帮助学生触类旁通地理解新知识

体验哲学认为隐喻是一种让我们使用体验中所获得的感知素材，并充分调动我们的神经系统来创造、理解抽象思维的机制。受限于

人类思维的发展程度，我们的意识无法像一面镜子一般映射出所有的客观实在，然而，我们却可以通过借由一个已知的认知域的帮助来进行"跨域认识"，进而理解另一个未知的认知域。医学伦理道德理论中包含有许多艰深、抽象的哲学概念，对于理科出身、相对缺乏人文训练的医学生来说无疑是来自"未知域"的陌生事物。为了促进学生对陌生概念的理解，保证良好的教学效果，教师在医学伦理道德课的教学设计过程中应该重视将陌生的新知识和学生已有的认知概念建立联系，在课堂讲授的过程中充分运用举例说明、比喻联想等方式帮助学生理解、吸收新知识，促进教育效果的最优化。

## 第二节　体验认知视角下的医学生伦理道德的培养目标

不同于普通的社会行为，医疗活动本身是一种在普通人与有特定医学技能的专业从业人员之间产生的以追求生命的健康与延续为目的的特殊人类活动。由于当事双方间专业知识背景所存在的巨大差异以及人类生命所特有的唯一珍贵性，医护人员与患者在医疗活动过程中所建立起来的人际关系也完全不同于一般的社会人际关系。医护人员是人类生命与健康的守护神，医学实践是建立在医护人员与相关各方之间存在的一种绝对负责与完全信任的道德契约基础之上的事业。如果缺少了必备的医学伦理道德素养，医护人员甚至根本无法守护医学的根基：维护患者的利益与福祉。①

作为医学活动的基石，医学伦理道德并非现代社会的产物，在漫长的医学发展历史长河中早已形成了许多各有侧重的医学伦理道德体系用以规范医生的行为，要求医生承担起种种常人不必履行的

① 赵斌．医学理论与实践原理．复旦教育论坛，2004（5）．

特殊责任与义务。例如，早在两千多年前的古希腊时期所形成的希波克拉底誓言（The Hippocratic Oath）就对医生做出了诸如不能故意做出有损患者利益的行为、需要对患者的所有相关信息承担保密的义务、必须对患者坦诚、有义务随时保持优秀的业务水平等道德伦理要求。[①] 而在中国，许多传统中医学著作中也有相当多针对医生伦理道德方面的规范与要求。比如，传统中医典籍《黄帝内经》中借黄帝之口所表达的"能杀生人，不能起死者，余闻之则为不仁"就要求医生要怀有仁者之心，尽力守护患者的生命；"诊有大方，坐起有常，出入有行，以转神明，必清必净，上观下观，司八正邪，别五中部"则要求医生在行医过程中要态度严肃、举止庄重、行为有度、精神集中；而"行针如临深渊，手如握虎，神无营于众物""非其人勿教，非其真勿授"则要求医生在职业生涯中保持优秀的技术水平，严肃对待医学技能的传承，以保证行医实践中的临床疗效。[②]

虽然在不同的地域和社会发展阶段的人们都公认医生需要承担某些特殊的伦理道德的责任与义务，但从以上两个侧面我们可以看出不同时期、不同文化背景下的人们对医生在其工作实践中的具体道德期待是各有侧重的。那么具体到体验认知视角下医学生伦理道德培养模式的构建中，什么样的培养目标才是我们所应当追求的呢？鉴于医学伦理道德作为指导医护人员工作的一言一行的要求准则，以及调节医护人员和患者及所有相关方面关系的规范的总和，兼具了理论性和实践性两大特点，西南医科大学在体验认知观的指导下，结合对当前我国医疗卫生事业发展现状的分析、当今社会对医务工作者医德的要求与期待以及西南医科大学医学生伦理道德培养的实

---

① 李本富，李曦. 医学伦理学十五讲. 北京：北京大学出版社，2007：66.
② 刘健，刘佩珍. 论《黄帝内经》对中医伦理思想的奠基. 东南大学学报，2015（3）.

践经验，参考美国著名心理学家布鲁姆的教育目标分类学说构建起了由认知、情感、技能三大领域构成的领域性目标。同时，医学生伦理道德培养并非是能由一门课程、一位老师在短时间内独立完成的，优质高效的医学伦理教育必然需要贯穿于从医学生到职业医生的整个过程的不间断培养。唯有如此，才有可能使单一、抽象的医学伦理道德知识真正内化为医生在从业过程中自我要求、自觉践行的具体道德行为和道德修养。与之相对应，医学生伦理道德教育的具体目标也不应该是单一、孤立、静止的几点要求，而需要和医学生培养目标一起，随着社会和时代的进步以及医学技术日新月异的发展而与时俱进、不断完善优化，是符合当前人类社会发展需要的一整套包含医学伦理课程、医学专业课程、人文公共课程、临床实习以及学生管理五大阶段的具体目标的宏观、立体的医学生伦理道德培养阶段性目标体系。①

## 一、认知、情感、技能三大领域性目标

为了制定出更科学、合理、可行的教学目标，美国心理学家布鲁姆提出了著名的教育目标分类学说。这一理论提出，根据学生在不同方面需要达成的学习成果，宏观的教学目标可以被拆分解构为认知目标、情感目标以及技能目标三个具体领域的可行目标。认知目标就是指对学生在记忆、理解、掌握相关理论知识方面的要求；情感目标是指学生不仅要掌握具体的知识，还要有积极的态度，在价值观层面真正接受所学理论；技能目标则是指学生在充分掌握所学知识，树立正确、稳定价值观的基础上在现实生活和工作中真正

---

　　① 胡涵锦，顾鸣敏. 医学人文教程. 上海：上海交通大学出版社，2007：27.

践行所学知识，达到知行合一。① 参考布鲁姆的这一观点，结合西南医科大学的实际培养经验，体验认知视角下医学生伦理道德培养目标体系中的三大领域目标可以概括为：在认知层面，学生能在正确认识、理解相关医学伦理道德及医生职业道德理论知识的基础上，将这些新的知识和自己原有的知识建立联系，形成意义，并将其同化，最终构建起自己的伦理道德体系；在情感层面，培养学生形成对医学伦理道德理论和要求的正面、积极、稳定的态度，使他们真正树立医学人道主义精神，对医疗卫生工作抱有强烈的事业心和责任感；在技能层面，使学生能够成功内化所学的医学伦理道德知识，在医疗实践中不需外力监督或是深思熟虑，能自觉主动地按照医学伦理道德的要求和规范行事，使之成为自己的工作习惯。

## 二、各个课程阶段的阶段性培养目标

医生的医学伦理道德修养的养成并非是一蹴而就的，而是根据大学生人生观、价值观、道德观发展的规律，让学生从最初单纯接受医学伦理道德理论到形成自身的医学伦理道德认知，再到在临床实习与工作实践中将自己的认识不断体验、内化、升华的动态发展过程。因而，与之相对应的医学伦理道德培养目标的达成也是通过一步步实现每个相关课程教育阶段的具体目标而实现的。根据医学生伦理道德发展的客观规律和具体的培养经验，西南医科大学建立了包含如下内容的医学生伦理道德培养体系：医学伦理课的道德理论教育，医学专业理论课的医德感染渗透，公共课的人文陶冶、熏陶，临床实习行为的实践与内化，以及学生日常管理工作中的道德

① KRATHWOHL D R. A revision of Bloom's taxonomy: an overview. Theory in practise, 2002 (4).

教育与示范。

### 1. 医学伦理道德课程的教育目标

医学伦理道德课程既是医学生伦理道德培养的起点，又是医学伦理道德教育的主要渠道，学生接受医学伦理道德课程的教育后才能全面、系统地学习医学伦理道德的基本概念、理论和要求，形成自己的医学伦理道德思辨能力。在这一阶段，学生需要全面地了解医学伦理道德的起源、发展、相关理论以及在其医学实践中的具体要求、发生过的经典案例和现实中的道德困境，能够灵活迁移新学的医学伦理道德知识并和自身已有的普通道德知识建立连接、形成同化，最终建立起自身独有的医学伦理道德认知体系。在此基础上，学生还应该形成自身的思辨能力，能对当今医学实践中出现的伦理道德问题独立做出基本正确的判断，并能对其做出合乎医学伦理道德要求的正确处理。

### 2. 医学专业课程的教育目标

医学专业课程虽然是着重于传授医学专业知识与技能的课程，但是许多专业课教师，尤其是临床医学相关课程的教师不仅是拥有渊博专业知识的大学老师，更身兼有极其丰富的一线实践经验的资深医生和科研人员的角色，学生通常对这些兼具行业精英身份的教师具有很深的信赖与崇拜之情。[①] 在这样的教师传授专业知识的过程中，他们本身高尚的人格魅力与严谨的职业态度也能够有效地感染学生，对学生医学伦理道德情操的培养产生潜移默化却又巨大、深远的影响。因而，医学专业课阶段的医学伦理道德培养目标就是专业课教师在进行专业理论教学的同时有意识地将医学伦理道德教育

---

① 张清. 解读现代师生关系的内涵. 教育与职业，2007（27）.

融入其中，充分发挥自己的感染渗透作用，与医学伦理道德课形成互补，实现"转识为志，化性为德"，让学生在学习医学理论的时候尝试理解隐藏在抽象的疾病概念背后的患者所经历的痛苦；让学生在学习诊疗方法、磨炼自身医术的同时也不忘体会积极有效的医患合作在医疗实践中的重要作用；让学生在学习疾病的发展演变知识的同时学习与病患及其家属进行有效的病情沟通的正确方法；让学生在科研训练的过程中也学会正确面对科技进步和医学发展给医生甚至是全人类带来的伦理道德争议。[①]

3. 大学公共课程的教育目标

大学的公共课程主要指包含思想政治、大学语文、大学英语、公共体育等必修课和艺术美学类选修课在内的通识类课程。作为一种社会道德，医学伦理道德和其他诸如政治、法律、语言、艺术、宗教等社会意识形态本就有相互影响、相互渗透的关系。而要实现将医学生脑海中抽象的医学伦理道德概念落实为他们职业生涯中的行为准则，就更是离不开公共通识课程对其各方面技能的培养锻炼。作为全面提升学生综合素质的通识课程，大学公共课程在医学生伦理道德培养中的目标是：通过思想政治课程中马克思主义人生观、世界观以及法律常识的教育提升学生的思想、政治、道德素质，为医学生更好地认识和接受医学伦理道德知识打好思想基础；通过大学语文和大学英语等语言类课程培养学生的语言运用能力，使学生能够掌握得体有效的语言沟通交流技巧，熟练地运用英语查找更新自身知识，为日后工作中更好地和患者沟通交流、不断更新自身知识结构打好语言基础；通过公共体育课锻炼提高医学生的身体素质，

① 陈小平．试论渗透性医学伦理道德教育主题目标责任体系的构建．湖南中医药大学学报，2008（28）．

为医学生日后承担高强度的医疗卫生工作打好体魄基础；通过艺术美学类选修课陶冶学生的情操、净化学生的心灵，为医学伦理道德的培养提供精神支持。

### 4. 临床实习的教育目标

临床实习是医学生从理论走向实践，由学生向医生转型的重要阶段。在这一时期，书本上曾经出现的冰冷抽象的知识在实践中都转变成为一个个鲜活的患者和他们正在经受的深切的痛苦，每一个看似简单的处理方案都会对患者的身体产生切实的影响。面对这样的转型，医学生的思想极易产生剧烈波动。因此，此阶段的课程应该让学生切实体验到医生高尚的医德在医疗实践中的巨大作用，使他们认识到加强医务人员医学伦理道德修养的重要性、必要性，并主动将课堂上学到的医学伦理道德理论知识应用在自身的临床实践之中，真正践行医务工作者所应该肩负起的"健康所系，性命相托"的价值取向。

### 5. 学生管理过程中的教育目标

仅仅依靠单一的课堂教学来进行医学伦理道德的培养是远远不够的。医学伦理道德教育应该是一项全方位的长期系统工程，不仅需要在课堂内学习理论、在临床实习中进行实践，更需要在课堂之外创造良好的外部氛围，在医学生日常生活中进行点点滴滴的渗透培养。学生管理工作不仅是高校教育分工中和学生学习、生活最直接相关的部门，更是在课堂之外培养、巩固医学伦理道德教育的有力保障。在学生管理工作中教师要发挥自己的表率作用，把医学伦理道德的建设渗透到学生工作的方方面面，根据大学生生理、心理的成长特点，以学生为中心开展丰富多彩、形式生动、具有学科专业特色的各种思想教育、社会实践、科技创新、校园寝室文化活动，并将医学伦理道德的教育融入这些活动中，从学生校园生活的各个方面对他们进行医学伦理道德的培养渗透。

## 第三节　体验认知视角下医学生伦理道德培养模式的构建原则

医学伦理道德是人类长久以来探索生命、追求健康过程中的自然产物，它既有自身固有的发展规律，又受到医学发展水平、政治、经济、文化因素的制约。因而，在构建医学生伦理道德培养模式的过程中既要目光长远、具有前瞻性，又不能好高骛远、脱离实际，而是需要遵循一系列的原则。

### 一、以学生为中心原则

医学院校的主要职责就是为我国的医疗卫生事业培养合格的建设者和接班人，因而对医学生进行有效的教育和管理是医学院校工作的中心和重点。在校园里，学生既是接受医学伦理道德教育的对象，又是教学活动的积极参与配合者，教育目标能否顺利实现最终都是通过学生在日后的职业生涯里的医疗实践中是否切实践行相关道德要求来体现的。因此，高校医学生伦理道德培养模式的构建必须坚持以学生为中心的根本原则，把医学生当作医学伦理道德教育的出发点和落脚点，充分尊重医学生在不同年级、不同阶段中的生理和心理特点，在不同的阶段从学生当前所面临的实际需求出发，有针对性地设计、开展相关方面的医学伦理道德教育，这样才能最大程度地实现教育的目的。

## 二、系统性原则

医学伦理道德培养体系是一套受到社会道德文化环境、科学技术发展水平、社会经济发展水平甚至社会政治制度影响制约，包含了各个不同的培养阶段和与之相应的培养手段及培养重点的教育体系。要使医学伦理道德教育达到最优效果，在培养模式的构建阶段就应当从全局着眼，将所有不同的培养阶段和各个知识技能板块有机整合起来，按照系统性原则把医学伦理道德知识教育、医学专业知识教育、公共课人文知识教育、临床实习教育等方面以及学生管理、后勤服务、校园环境构建等因素统筹整合，建立起一个科学严谨、保障完备的医学生伦理道德培养系统。在医学伦理道德课程阶段传授相关理论知识，使学生建立起自己的医学伦理道德知识体系；在医学专业课程和大学公共课程阶段对学生进行潜移默化的培养和熏陶，使医学生从不同的侧面体验医学中的伦理道德要求；在临床实习阶段让学生体验、践行医学伦理道德要求，真正内化课堂所学知识；在学生管理过程中发挥教师的表率作用，加强校园文化建设和后勤保障，以营造良好的医学伦理道德培养氛围。

## 三、指导性原则

随着21世纪医学教育模式由传统的生物医学模式向着新型的生物—心理—社会医学模式的转型以及我国社会经济的多元化发展，处在变革时期的人们的生活方式、思维方式、价值观念都发生了较大的转变。社会的进步使得人们更加注重自我的价值；医学相关科技的发展以及商业的进步不仅让普通群众对医疗服务抱有更高的期待，也使得医生在医疗实践中要面临诸如严重传染病患者的隐私权与公众生命健康权益、重症患者救治过程中的取舍等不曾出现过的伦理道德与个人情感困惑和更大的医患关系的风险。[①] 在这样的大背景下，医学伦理道德教育的权威无疑将受到一定的挑战。然而医学伦理道德教育承担着传承本行业道德和行为规范的重要使命，为了成功实现教育目标，保障我国医疗卫生事业健康稳定发展，对医学生伦理道德培养体系的构建必须坚持指导性的原则，树立、增强伦理道德教育的权威地位，在尊重医学生个体自主发展的前提下，一方面改变过去机械的"教师传递知识—学生被动接受"的模式，充分给予学生自主发展的空间；另一方面又始终坚持给予学生必要的价值指引与导向，向医学生传递符合社会与发展要求的世界观、价值观、人生观。

### 四、实践性原则

医学生伦理道德教育的成功最终要靠医学生完成了向医生的转变之后，在自己的临床医疗实践中真正践行相关的伦理道德要求而体现。从体验哲学的角度出发，学生在课堂所见所学的知识也需要在自身的独立体验与投入具体实践的过程之中促进知识的内发与内化。[②] 因此，构建医学生伦理道德培养模式时不能仅仅停留在对伦理道德理论和教育理念的探讨以及对医学生道德认知能力与分析能力的培养上，而是要坚持实践性原则，从可操作的角度出发，针对医学生具体的伦理道德行为进行培养教育。在整个培养过程中都应该坚持将医学伦理道德的培养同当今社会现实结合起来，通过各种活

---

[①] 宁德斌. 构建医学院校医学伦理道德教育经常性机制的思考. 中国医学伦理学，2008（5）.

[②] 王寅. 体验哲学探源. 外国语文，2010（6）.

动和实习让学生亲自体验、实践医生在工作中可能面对的道德选择与困境，使他们产生真正的医学伦理道德情感，运用课堂上所获得的医学伦理道德知识和分析能力进行道德判断，以此来真正实现道德的内化。

## 五、发展性原则

没有任何一种教育模式能够在各种不同的时期和各种不同的条件下都普遍适用，因而在对医学生进行伦理道德教育的时候也不能怀着一劳永逸的心态，教条、机械地延续所谓的经典模式。只有遵循发展性原则，才能成功实现优质高效的医学生伦理道德培养模式的构建。遵循发展性原则要求在构建伦理道德教育模式的时候注意以发展的眼光吸收、借鉴古今中外德育模式之精华，排除其不适合当今时代发展的部分，实现取众家之所长为己用。比如说，在设计具体的医学伦理道德培养方法时既注重传统地"学为人师，行为世范"，依靠教师渊博的学识和高尚的道德情操来教导、感染学生，又注重吸取西方现代教育之所长，引入案例教学法等新鲜的教学方式，带领学生通过分析具体的医学伦理道德案例，灵活运用自己所学知识分析解决医生在医疗实践中所遭遇的医学伦理道德困境，使学生在自己的切身体验中不断深化道德认知，内化道德要求。此外，遵循发展性原则还要求在模式的构建过程中持有开放性的心态，根据时代变化、形式发展的需要，以及学生的特点，及时地对医学生伦理道德培养的目标进行调整，注入新的教学内容元素，加入新的教育方式和手段，对学生展开灵活的培养教育。这就要求教师在实际的教学中要注重紧跟时代的步伐，及时更新符合现实需求的教学内容，在课堂教学、临床实习和学生管理工作中不断充实反应时代特征以及和医学、医学生密切相关的教育内容，充分运用现实生活中的鲜活的医学伦理道德教育素材资源。

## 六、科学性原则

伦理道德教育并不是一种单一的经验性活动，成功的道德教育模式离不开科学指导下对受教育对象的深层次探索和对伦理教育理念、方法严谨的实证与理论研究。同样地，成功构建医学生伦理道德培养模式也必须遵循科学性的原则，在总结前人经验教训的基础之上，综合运用心理学、社会学、大众传播学等其他相关学科领域的新发现、新成果来丰富、完善自我。体验认知视角下的医学生伦理道德培养模式就正是在传统医学生伦理道德教育经验的基础之上，充分吸取现象学中体验哲学的理论观点，强调学生心智的体验性和思维的隐喻性，在培养教育的过程中注重教学情境和教学氛围的营造，通过各种方式让学生有充分的机会在学习和实践中去感知、体验所学知识，并在此过程中形成自身认知，正确理解各种抽象概念，最终成功地把学生原有的普遍的伦理道德知识扩展到崭新的医学领域。[①]

## 七、个性化与统一性相结合的原则

医学生是医学伦理道德教育的中心和主体，在构建医学生伦理道德培养模式时必须把他们放在核心位置，从他们的特点和需求出发设计相应的教学模式体系。然而，医学生并不是一个面目模糊的

① 刘正光. 体验哲学——体验心智及其对西方思想的挑战. 外语教学与研究, 2001 (6).

整体，而是由一个个拥有鲜明个性特色的个体所组成的年轻群体。由于学生来自不同的地域、各异的家庭背景，拥有不同的成长经历，因而他们的伦理道德素养水平并非是均衡的。不管是教师本人还是教育模式的制定者和学校的管理者，都不能寄希望于用完全一致的方式面对所有的学生，使他们都同时达到同样的标准。成功的医学伦理道德培养模式必须要从受教育对象的特点和需求出发，遵循个性化与统一性相结合的原则，在不同的培养阶段和模块中确定具有层次性的伦理道德教育目标，形成由人人都不能跨越的医学伦理道德红线和鼓励大家追求的崇高医学伦理道德理想构成的共性与个性相结合的动态化标准区间。

## 第四节　体验认知视角下医学生伦理道德培养策略

根据各自的学科特点，不同类型的学科在教学上通常有不同的侧重，总的来说，自然科学类课程的教学注重对学生知识体系构建的培养，而人文科学类课程由于蕴含鲜明的价值取向，在教学上则更多地关注学生价值体系的建设。体验认知视角下医学生伦理道德培养模式在构建过程中充分吸收了自然科学和人文科学在教学方法上的特点和长处，既重视通过教师的课堂讲授来加深学生对医学伦理道德知识概念、原理的掌握，又强调教师通过课堂内外的以身作则潜移默化地影响学生以及通过对医学精神、医生应有的崇高信念、医学伦理道德品质等进行正面的评价来感染学生形成正确的医学伦理道德价值取向，并将其内化为自觉践行的道德行动。在具体操作层面，包括案例教学法、经典阅读法、情感体验法、闲暇教育法以及环境熏陶法。

## 一、案例教学法

案例教学法其实自古已有之，早在春秋战国时期，我国的文人学者就常常将各种治国、生活的道理蕴藏在简明生动的民间故事之中对大众进行普及教育，形成了我们如今所熟知的成语和寓言故事。比如说"亡羊补牢"这个成语就是由战国时期楚国大臣庄辛为劝谏楚襄王而引用的一个例子发展而来的。楚襄王即位后由于沉溺享乐、重用奸臣导致政治腐败、国力衰落。大臣庄辛因担心国家的前途命运而劝谏楚襄王，却因此触怒了楚襄王而不得不前往赵国避难。在庄辛逃亡赵国后不久，楚国果然因为国力衰退遭到秦国进攻并丢失了几座城池。楚襄王想到自己没有听从庄辛的忠告觉得万分悔恨，又派人将庄辛从赵国请了回来询问他是否还有挽救的办法。庄辛就讲述了一个故事：牧羊人在被人告知羊圈的围栏破了一个洞时没有及时修补，因此被狼从破洞处钻入羊圈叼走了一只羊，牧羊人为没有听从邻居的建议立刻修补羊圈而感到非常后悔，于是立刻去山上砍了木头将羊圈的窟窿补上了，自此之后，狼再也没能进入羊圈叼走羊了。楚襄王听了这个故事后采纳了庄辛之前的建议，通过励精图治最终度过危机，振兴了楚国。庄辛将自己的思想和智慧融入通俗易懂、简洁明了的故事，既说清楚了道理，又避免使君主感到尴尬，因此自然而然地就成功实现了对楚襄王的劝谏，由此可见案例法在说服教育中的巨大作用。

在现代教学中被广泛采用的"案例教学法"主要是指19世纪末源于哈佛大学法学院，后通过哈佛大学商学院的成功经验而在全球范围内的人文社科领域得到广泛推广的一种教学方法。相较于传统教学方式中"教材—黑板—粉笔"式的以教师为中心的单一化信息传递，案例教学法革命性地打破了教师的话语统治地位，在课堂上以源自真实事件的案例作为平台，使学生能够在自行研读学习相关的资料、和班级成员进行头脑风暴与小组讨论之类的活动后，在教师指导下运用所学知识分析案例中所遇到的问题，提出自己的解决方案。① 体验认知视角下的医学生伦理道德培养模式的特点就是在课堂知识的传递之外重视创造各种机会让学生进行亲身的体验，以帮助他们真正认识与掌握相关的内容，通过在医学伦理道德教育的课堂上引入医生工作实践中遇到的真实典型的案例，引导学生身临其境、感同身受地分析和处理这些医学伦理道德困境，帮助他们在分析活动中体验、运用并最终内化伦理道德知识。

## 二、经典阅读法

医学伦理道德的培养仅依靠教师和课堂是远远不够的。作为人文社科类课程教学的一种重要方式，经典阅读法能够有效地帮助学生在课堂之外相对独立地获取相关知识、接受道德熏陶，促进他们自身伦理道德认知体系的构建。经典著作是前人思想智慧的结晶，是一种宝贵的精神遗产，蕴含了作者对生命、社会、人生等复杂抽象概念的理性思考。作为一项抽象复杂的脑力劳动，在阅读相关经典书籍的过程中，学生既能获取权威、有效的知识信息，又能锻炼自身的逻辑思维和思辨能力，还能接受经典的人生观、价值观的熏陶，达到"一石三鸟"的巨大成效。

在体验认知视角下的医学生伦理道德培养模式的构建中，建立经典阅读的制度可以通过推荐医学伦理道德相关的经典书目以及定

---

① 武亚军，孙轶. 中国情境下的哈佛案例教学法：多案例比较研究. 管理案例评论与研究，2010（2）.

期开展读书分享活动两个方面展开。在推荐经典书目方面，由院系管理层根据学校的实际制定出相应政策，规定好每一个学生每一学期应该完成的最低阅读量，并将其纳入学分、操行分以及学生管理的相关考核；由学校医学伦理道德课程、医学专业课程、大学公共课程、临床实习等环节的教师和负责学生管理的学工部门教师一起，首先根据各自的学科特色和学生的特点筛选出一批与医学伦理道德培养相关的经典性著作，然后根据学生心理成长的特点，依照循序渐进的阶梯性原则将这些精华读本列成对应医学生的不同年级、不同成长阶段的指导书目。发布指导书目后，对学生经典阅读的指导检查工作则通过形式多样的读书分享活动进行。学校通过大力宣传，开展读书报告会、师生座谈会、小组讨论会、读书沙龙、读后感征集比赛等形式的活动营造良好的阅读氛围，激发学生的阅读兴趣，启发学生思考，使学生真正在经典著作中得到医学伦理道德的熏陶和成长。[1]

### 三、情感体验法

情感体验法是随着体验哲学的发展而出现的一种新教学方式。不同于以往强调学生对抽象概念的理解的传统教育理念，体验认知学派认为人类对知识的掌握是通过学习者在对相关知识拥有真切的感受以及深入理解的基础之上，对其产生相应的情感，进而发展成具体的意义来实现的，是一个"体验—认知—感悟—内化—接受"的过程。在这一过程中，体验是最重要的核心环节，是认知的基础，更是内化和接受的前提。在医学生伦理道德培养教学中引入情感体

① 丁剑钢，王生珏. 试论经典阅读的目的与方法. 山西大学学报，2003（5）.

验法，能有效地帮助学生在认识、理解医学伦理道德知识的基础之上，通过亲自经历、参与某个事件，在体验中自我学习和成长，获得自己独特的认知和情感，从而进一步加深对所学内容的认识，最终实现自觉接受、主动践行相应伦理道德要求的成功内化效果。

人类的情感体验既包括直接的体验，又包含间接的体验。具体到体验认知视角下的医学生伦理道德培养模式中，则主要体现为虚拟情境体验法、社会实践体验法以及情感交流体验法三种方式。虚拟情境体验法是指教师从医学生的实际生活、学习出发，设计出诸如模拟问诊和手术、医生和病人的角色扮演、虚拟实验等情境和事件，让学生置身于虚拟的情境中，体验其中的情感冲突，以促进他们重新认识、灵活运用所学知识，最终达到自我升华。社会实践体验法则是通过组织医学生有计划地走出校园，进入医院、社区参与各种医疗实践相关的考察、调研等社会实践活动，使他们有机会以自己独特的视角去感知、体验医疗卫生事业实践的方方面面，在实践中发展自己的医学伦理道德认知，并进一步促进这些认知的内化。情感交流体验法是指教师有意识、有计划地和学生进行沟通，在交流中对学生进行隐性的医学伦理道德方面的引导，使学生产生共鸣，从而促进他们升华自己的道德认识，进而自觉主动地践行符合社会期待的医学伦理道德行为。①

## 四、闲暇教育法

不同于中学阶段在校学生主要是来自本地的居民，在上学期间多以走读为主的教学模式，在高等教育阶段，由于大学招生是面向

---

① 瓦西留克. 体验心理学. 黄明，等译. 北京：中国人民大学出版社，1989：117.

全国各地进行的，因而来自五湖四海的学生基本都是按照统一的安排在学生宿舍里住宿，大学校园既是他们学习的场所，又是他们生活的家园，学校不仅需要对他们的学业负责，也需要对他们课余的闲暇时间进行引导。针对大学教育的这一特色，闲暇教育法便应运而生了。顾名思义，闲暇教育法就是指针对大学生课余的闲暇时间，引导、教育他们树立起科学的闲暇观和时间管理观念，学习、掌握充分有效利用闲暇时间的方法和技巧来充实个人生活、探寻自身兴趣、提高闲暇时间的利用质量。鉴于闲暇教育在大学生德育和素质培养方面所发挥的效果巨大，在体验认知视角下的医学生伦理道德教育模式构建过程中，能够充分创造参与机会、促进学生形成体验经验的闲暇教育法无疑应该被吸收进来，成为促进医学生道德习得、内化的一种重要方式。①

　　由于医疗工作具有特殊性质，要想从医学生成长为一名优秀的医生既需要有强健的体魄来处理每日繁重的工作，又需要有悲悯世人的情怀以在治疗过程中对患者的痛苦感同身受，处处体贴关爱患者。因此，体育类和志愿服务类的活动无疑是最适合在医学生学习之外的课余时间开展的闲暇教育类型。体育类闲暇教育并非仅是如同大学体育课一般组织学生参与各种运动项目的锻炼，更重要的是在对学生进行身体素质训练和运动技巧的培养之外引导他们树立健康主动的运动观，促进他们在运动中培养积极拼搏的人生态度，以便在日后的工作实践中带给患者乐观、积极的正面情绪感染。志愿服务类闲暇教育的开展则可以充分结合医学专业的特色，组织学生在他们的课余时间运用自己所学知识在医学领域内开展诸如疾病防治、无偿献血、骨髓捐献等医学公益宣传活动，导医咨询、癌症患

① 万慧进．高校闲暇德育对大学生闲暇德性的建构．理论与改革，2007（5）．

者临终关怀等辅助性志愿服务，以及送基本急救知识进中小学、进社区等医学知识普及活动，拉近学生与社会的距离，让学生培养高尚的道德品格。

### 五、环境熏陶法

虽然环境是人创造的，但是人也无时无刻不接受着环境的影响，"近朱者赤，近墨者黑"以及"孟母三迁"等成语故事充分说明了环境对人的巨大作用。大学生正好处在由懵懂的青少年向成熟、理智的成年人转变的过渡阶段，因而良好的校园文化熏陶对他们道德品格的形成与发展起着不可替代的重要作用。将环境熏陶法纳入到体验认知视角下的医学生伦理道德培养模式的构建之中，充分利用其隐蔽性、非强制性以及愉悦性的特点进行医学伦理道德教育，通过运用校园环境氛围的强大影响力去感染、熏陶学生，是促进医学生内化、践行医学伦理道德要求的有效手段。[①]

环境熏陶法的成功与否，在很大程度上依赖于校园环境氛围的营造，当我们构建起了良好、浓郁的校园文化氛围的时候，可以说环境熏陶法就已经成功了一大半。而校园文化氛围的打造，则必须要重视舆论宣传、校园环境建设和校园精神文化建设这三大方面。俗话说，工欲善其事，必先利其器，舆论宣传就是营造良好校园文化环境必不可少的利器。在校园人文环境的营造中，不仅需要利用好展板、橱窗、校报、校刊等传统伦理道德教育载体，更需要不断与时俱进，学习利用好 QQ、微博平台、微信公众号、APP 客户端推送等新兴的宣传方式，结合当下的社会热点，制作出充满正能量且

---

① 张耀灿，邱伟光．思想政治教育原理．北京：高等教育出版社，2011：89.

富有感染力的优秀作品在学生中传播，在他们道德品格成型的关键时期给他们提供强大的精神支撑。舆论宣传是促进环境熏陶法成功实施的重要工具，而校园环境的建设则是对学生进行环境熏陶的根本保证。通过打造具有学校特色的人文绿化景观、完善多功能图书馆和各种实验操作室、改善学生宿舍和学生食堂的环境，在教学之外给学生提供完备的学习、生活保障，才能更好地帮助他们全身心地投入学习，不断磨炼自己的能力。校园环境建设是医学生伦理道德建设的物质保障，校园精神文化建设则是医学生伦理道德建设的思想精神保障。学校可以通过针对校史校训展开充分的舆论宣传，帮助学生了解学校办学发展的历史和追求，进而促使他们认同并践行学校的信念；教师可以通过严格的自身要求，在学为人师的同时也在行为上成为学生的典范，以自身的人格和道德魅力感染学生。这种隐性的熏陶不容易使学生产生抵触情绪，通常能收到良好的成效。

## 第五节　体验认知视角下医学生伦理道德培养的保障机制

### 一、重视学校师资队伍的建设

在医学生伦理道德的培养过程中，如果说医学生处于整个培养体系的核心位置，那么教师则是关系到总的培养目标能否顺利实现的关键性因素。优秀的师资力量不仅能在知识上启发学生，更能在精神上感染学生，最终达到双管齐下、事半功倍的良好效果。因此，重视教师队伍的素质建设是体验认知视角下医学生伦理道德培养模式的关键性保障。进行师资队伍的建设时，学校既要重视师资队伍结构的合理化和多样化，又要注重不断促进教师个人素质的提升。

1. 打造合理的教师队伍结构

医学伦理道德的培养体系是同时结合了医学科学领域和人文社科领域的跨学科综合培养体系，它要求相关教师具有优秀的医学专业知识、丰富的医疗实践经验，了解、熟悉临床实践和医学研究中不断出现的新的伦理道德问题；又要求他们具有深厚的人文社科底蕴，能综合运用伦理学、哲学、心理学知识和相关的沟通交流手段培养学生的人文情怀。由于现代的医学伦理道德教育是随着近年来医学科学高速发展，为了解决不断出现的新的医学治疗手段引发的伦理道德困境才独立出来的一个新兴学科，受其短暂的发展历程之所限，医学院校很难在短时间内找到足够的对医学和人文社会科学都有相当研究的教师。针对这样的状况，合理地整合医学伦理道德教育的教师队伍就显得尤为重要了。

科学合理的师资配置要求医学伦理道德教育的教师队伍必须要满足教师专业上医学与人文相结合、教师年龄上老中青相结合、教师来源上校内校外相结合这三大要点。医学伦理道德课程目的是使学生能综合灵活地运用各种人文知识和伦理知识解决医学实践中遇到的伦理问题，因而，在组建这门课程的教研室时必须既包含有医学专业背景的教师，以便随时追踪医学发展中遇到的新的伦理道德问题，阐释相关问题在医疗实践中的具体专业背景，又包含人文社科领域出身的教师，以便深入分析、引经据典，引导学生将传统的伦理道德知识向医学领域迁移，就医疗实践中的相关道德问题做出合理的道德判断和处置。

同时，由于医学伦理道德是一门新兴的兼具理论性和实践性的跨学科综合课程，在师资的配备上还应该注重教师年龄结构上老中青三代合理结合：年资深厚、成果丰硕的老专家能够敏锐地判断形势、指明教学科研团队的发展方向，是整个团队的带头人；年富力强的中年教师既有丰富的教学经验，又有很强的科研能力，是主要教学任务的承担者和年轻教师的培养者，是团队发展的中坚力量；青年教师头脑灵活、学习能力强、和学生年龄差距小、善于钻研自身专业以外的知识、易于融入学生并对学生产生影响，是团队发展的有生力量。

鉴于医学伦理道德教育是以应用为目的的一门横跨医学和人文两大领域的综合性、实践性学科，在教学过程中需要不断创造条件让学生去体验、感悟、内化自己所学知识，因而在教师队伍的组成上，学校不仅需要打造自己的教师团队，也需要适时地聘请国内外相关领域的知名学者和临床一线医德高尚的资深医生以客座教授、兼职教师的身份不定期地开展讲学或专题讲座等活动，利用这些行业精英来给师生带来新的启发、新的感悟。

2. 不断提高教师的综合素质

作为学生知识上的导师、生活中的模范，教师自身素质的高低对学生能力、素质的养成起着至关重要的作用。医学伦理道德教育在本质上是对医学生精神层面的一种意识形态的教育和内化，因此，教师本人的人文素质、医学专业素质以及教育素质在医学生伦理道德的培养过程中显得尤为重要，而建立长效性的教师培训机制则正是不断提高教师综合素质的有效方法。由于医学伦理道德教育是一门结合了医学知识与伦理道德知识的综合性学科，因而在对任课教师的培训过程中应该尤其注意对其原有背景进行针对性的补充培训。一方面，学校应该进行针对医学专业课教师的伦理道德知识培训，帮助他们将自身原有的零散、模糊的道德取向与道德观念有效构建成科学、严谨的医学伦理道德认知体系。通过对医学专业课和临床实习教师进行医学伦理道德知识的培训，提升他们的人文素养，促进他们的道德情怀，不仅有利于他们在专业课以及临床实习的教学过程中对学生进行医学伦理道德知识的隐性浸透，还能为他们运用自身魅力成功感染、熏陶做好铺垫。另一方面，医学伦理道德课和其他大学公共课程等的人文社科类教师需要增加医学科学类知识的培训，通过学习相关知识、加强医学与人文学科的交叉体验丰富他们的知识维度，以提高他们在教学中的针对性。此外，要成为一个优秀的教师不仅需要在知识水平上带给学生启发，更重要的是熟练掌握传授知识的具体方法，把大纲要求的知识点准确、高效地传达给学生。因此，在对教师进行人文素质、医学专业素质的培训之外还需要对他们的教学素质进行有针对性的培训，辅以通过集体备课、同行评课等方式促进任课教师把握医学伦理道德课程的教学规律，突出自己的教学特色，最终实现良好的教学效果。

## 二、促进教学平台的建设

### 1. 图书馆建设

如果说一所高校思想上的核心竞争力体现在它所拥有的教师团队上，那么图书馆的建设则是高校校园建设水平的最佳体现。作为课堂之外高校师生科研、学习活动的重要基地，图书馆承担着校园文献资源中心、文化中心以及核心公共活动社区的重要身份，图书馆建设水平的高低将直接影响着师生对大学校园生活的体验。功能完备、服务优质的图书馆系统对促进医学生深化其道德认知水平、内化其道德行为习惯有着不可忽视的作用。

功能完备的图书馆系统设施为医学生伦理道德的培养提供了空

间保障。随着科技的发展和教育模式的转变，图书馆日益成为高校师生开展各项活动的重要场所，馆内设施完备的报告厅、会议室、服务中心、阅览中心、网络中心、多媒体阅览室、小组讨论室、水吧等空间为教师和学生提供了学习、讨论、体验的重要平台。在图书馆建设中落实"以人为本"的理念，合理规划其内部格局、装修布置以及各种交互式的多媒体智能设施和图书借阅系统，打造出高雅肃然的整体氛围和简洁高效的使用体验，能给读者精神上的抚慰和激励，使他们乐于来到图书馆汲取人类智慧之瑰宝、畅游知识之海洋，主动将课堂所学知识外延、深化，为他们将伦理道德知识真正内化打下坚实的基础。

丰富的馆藏资源和优质的读者服务为医学生伦理道德的培养提供了精神保障。完善的硬件设施能够有效地吸引师生来到图书馆，而真正要把他们留在图书馆，在伦理道德知识的海洋中进行探索则离不开馆内丰富的馆藏图书资源。为了促使学生对医学伦理道德有更深入的理解与体验，进而顺利构建起自己的道德认知体系，在优化图书馆藏书资源的过程中不仅需要提供充足的医学类和伦理道德类书籍，也需要准备丰富的诸如政治学、社会学、心理学类等有助于提高医学生人文素养的书籍。此外，医学类院校的图书馆也应该积极寻求和综合性大学的图书馆建立合作共享的资源分享体系，充分利用综合性大学在人文底蕴培养上的优势，开阔学生的视野，提升学生的综合认知水平。①

2. 医学伦理道德教育基地建设

体验认知视角下的医学生伦理道德培养模式区别于其他模式的一大重要特点就是从体验哲学的理论出发，尤为注重体验经验在认

———————
① 周肇光．高校图书馆的校园文化引领功能与社会责任．大学图书馆学报，2011（6）．

知过程中的重要作用，强调不断创造条件让学生在切身的体验中巩固、升华所学知识。在体验认知理论指导下对医学生伦理道德的培养并不能局限于教室里单纯的知识和技能的传授，更重要的是创造机会让学生在实践中加深、重构自己的认知。在医学教学过程中，为了使学生能够更加生动、直观地接受相关的概念和原理，教师通常会把课堂搬进实验室中，通过边讲边演练的方式促进学生的理解和认知。与之类似，在对医学生进行伦理道德培养的过程中，我们也可以借鉴医学课程的教学方式，综合利用学校的各种相关资源建立起能给予学生体验机会的"伦理道德实验室"——包含有各种道德教育展馆和各种医疗机构的医学伦理道德教育综合基地，让学生进入基地内的人体生命科学展览馆、遗体捐献者纪念馆、医疗法治教育馆等展馆参观，以及参与当地医院和医药基地等相关单位的访问学习，使他们得以在道德知识的学习过程中尽可能多地接触社会，得到充分的个体体验和有益熏陶，最终促进他们自身的道德感悟和内化。

3. 医学伦理道德教材建设

教材是医学伦理道德教育的重要工具和载体，学生系统地学习伦理道德知识、构建自己的道德认知体系、深化自己的道德认知都离不开教材的帮助；教师设计教学计划、开展教学活动也需要以教材为依据。认知科学在教育领域的相关研究显示，学生对新知识的系统认知是以其对教材的体验为起点的，总的来说，学生的体验越丰富、越深入，他们对相关概念的理解和认识就越深刻、越清晰。为了使学生能更加系统化、规范化地掌握医学伦理道德知识与践行相关道德要求，学校在对他们进行培养的过程中必须提供切实的教材保障。

由于医学伦理道德是一门随着医学科技的发展和社会的进步而

独立出来的新兴综合型学科，相对缺乏适合的专用教材，因此在医学生伦理道德培养模式的构建中，相关教研室应该根据新时期的新形式，以传统伦理道德理论为基础，以医学的发展和社会的进步为导向，善于结合学校独有的历史文化传统以及学生的学习特点和规律，合理借鉴世界各国的优秀医学生伦理道德教育研究成果，充分利用现代信息技术和资源来编写出具有针对性和实用性的教材，为医学生伦理道德的培养提供教材保障。[1]

---

[1]　任涛，李红. 医学生人文素养培育途径初探. 中国高等医学教育，2011（3）.

# 第五章　体验认知视角下医学生伦理道德培养模式展望

在医学教育中，医学伦理学是必不可少的组成部分。医学伦理学教学对于让医学生培养对生命的尊重以及锻造自己的道德品质具有重要作用，其重要性随着现代医学技术的飞速发展和医学模式的转变日益凸显。

在当今市场经济大潮下，医学中渗透着人文与科技、道德理想与社会现实等多个层面，体现着人性、知性、理性间的深切关系，从而产生了个体道德和情感的困惑、多元价值观以及医患关系冲突等众多问题。这更要求改变医学知识的工具化态度，道德地审视自己所学的医学知识。[①]

医学伦理学的起点是医学，终点也是医学，都是落实在生命与健康这个基点上的。[②] 任何一个行业都有职业道德，而医疗行业与其他行业的不同还在于医学本身就是个道德的行业，即医疗的目的就是维护人类健康，这本身就是一种善行，就是一种伦理行为。医学是治病救人这一伦理目标的体现，而伦理目标始终孕育于医学实践

---

① 郑木明，林新宏. 人文精神是医学科学的旗帜. 医学与哲学，2007，28（2）：24-25.

② 杜治政. 医学伦理学魂归何处——医学伦理学30年的回顾与思考之二. 医学与哲学，2010（11）：1-4，23.

之中。因此，医学伦理学是为解决当今医学实践中的难题服务的，是为实现使医学更好地服务人类这一崇高目的服务的。

医学伦理对一个医务工作者的要求具有全面性和实践性，它在思维和行动两方面都有较高的标准和要求。因此，对医学生的伦理道德培养要以态度、知识、技能协调发展为目标。[①] 作为与素质教育密切联系的学科，医学伦理教育更应注重培养做人、做事、做学问的基础性品格，使其具备内在的、整体的、稳定的素质和发展的基本条件，使得医学教育模式真正从传统的生物医学模式向新型生物—心理—社会医学模式转变。以体验哲学为理论基础的医学伦理体验认知培养模式使学生通过对医学伦理道德实实在在的课堂上、临床实践中、生活中的体验—认知—感悟—内化—接受等过程，认识到医务人员加强医学伦理道德修养的重要性、必要性、长期性，体验良好医德给病人带来的感受，增强学生的使命感和责任感。同时要用医学道德和规范严格培养分析问题和解决问题的能力，牢固确立"健康所系，性命相托"的价值取向，使学生真正把课堂上学到的理论知识应用到临床实践中，树立良好的医德观念，逐渐成长为一名医术精湛、医德优秀的医学工作者。整个过程中最主要的就是要使学生把所学到和体验到的医学伦理道德规范和原则内化为医德行为，达到真正培养适应新形势医学发展需求的医学人才的目标。

体验认知模式下的医学伦理教育，并非能简单地通过伦理知识的传授一次性完成，它是一个主要建立在体验基础上的包括医德认知教育、情感陶冶、意志锻炼、信念确立和习惯养成等几个阶段的教育过程，也可以归纳为医学伦理道德的知、情、意、行四个要素。医德基本要素的培养、提高和发展的过程，是一个理论内化、升华

---

① 刘重斌，闵顺琴."感悟、体验、接收、内化"四个阶梯的医学伦理教育. 医学教育探索，2009，8（7）：834－836.

为行为的繁重而漫长的过程。体验认知模式下的医学伦理教育，涉及医学伦理课、专业理论课、公共课、临床实习、学生管理等多方面和多层次教学、多阶段管理、多渠道培养等，因此，医学伦理教育任重道远。体验认知视角下的医学伦理培养模式，必须是一个多方位的、多系统的教学体系。

# 第一节　医学伦理学教学目标的转变

人文素质的培养取决于教育观点的转变，这是医学教育的先导。

医学伦理学课程传授的不仅是事实判断，更多的是价值判断。不同于专业课以知识和信息的传递为目的，它培养医学伦理观念和思维意识，以学生的思想转化为目的，重在致力于培养学生良好的道德自律和批判性思维能力。如果医学伦理道德不能内化为主体的内在美德并成为其自身品质，仅仅迫于外在压力而遵从规范的道德行为，其效果必然有限，必然不能保证道德的稳固性和持久性。体验认知视角下的医德培养是主体的角色领悟过程，是学生以道德需要者的角色体验心理感受的过程，使学生获得心性的体验和人格的升华。[①] 这种体验基础上的道德培养更注重学生良好、高尚的医德情感，是把医德认识转变为医德意志和医德行为的持续动力，让学生在体验中自然而然地敬仰或喜爱合乎医德的行为，而憎恶那些不合乎医德的行为。

为了改善教学目标，医学伦理学教学应该是全方位、多层次的教学，必须保证所有医学生在校学习期间都拥有多渠道、渐进性地接受医学伦理教育的机会，使他们经历一个"提高伦理认知—培养

① 赵放. 医德教育中道德体验模式的构建. 医学与社会，2011（1）：103 – 105.

伦理情感—锻炼医德意志—审慎认同—伦理内化—再次或多次强化"，最终养成良好的医德行为和习惯的完整过程。体验认知模式下的医学伦理教学应由注重再现书本知识转为强调知识的同时发展，由追求知识的系统化和知识的纵向发展转为注重知识的横向联系与综合运用，由课堂教学教师单项灌输的封闭式教学逐渐转向以教师为主导的、师生双问的、互动的、以医学生为主体的开放式教学。

## 第二节　医学伦理学课程的多样化与教育体系的融合

西方国家的医学伦理教育课程除单独开设外，都在一定程度上把内容整合到整个医学课程体系中。随着国内医学院校对医学伦理教育的重视与建设程度加深，医学院校人文社科教育体系下的伦理教育将不再局限于单一的医学伦理理论课程，而逐渐从政治理论、思想品德或人生修养，发展到与医学法学、医学哲学、医学伦理学、医学逻辑学、医学社会学、医院管理学、医学美学等相结合的循序渐进的课程系列。具体发展趋势可体现在以下几个方面：

（1）医学伦理学课程体系更加重视学科间的交叉与融合，打破学科间的界限，探索各学科间的内在联系，注重学科间内容的衔接与整体性，将不同学科间的知识进一步重组整合。根据不同课程的内容与特点，按照不断深入、不断扩展的原则逐渐发展成一个系统化的教育体系，从而启迪学生从多维视角探析医学治疗方法和医学的真正目的。

（2）随着医学模式的转变，结合高等医学教育的总体目标，根据各伦理课程的特点与功能，确定医学伦理学主干课程，以及按社会需求或学生的现实需求建立各课程模块，面向不同专业的学生形成重点突出、主辅相承的多样化课程模式。

（3）医学伦理教育不能只是局限在显性课程上面，还应充分发挥隐性课程的作用。隐性课程是相对于显性课程而言的，隐性伦理教育主要通过无形的潜移默化、耳濡目染实现，它包括校园文化、社团活动、学术讲座等多种形式，让学生在良好的人文环境中提升人文修养与综合素质，在丰富的活动中促进知识的增长和人格的发展，在精彩的学术讲座中开阔视野。

当代的医学伦理教育将从那种零碎的、松散的、不规范的状况逐渐走向课程的系统化和正规化建设阶段。一方面，医学伦理学课程将形成以核心课程为重点、主辅相承、显性/隐性课程结合、微型课程和综合课程并存、实践课程与理论课程互补的多样化课程模式。另一方面，借助学科渗透，建立包括课程教学、实践教学、学生管理、宣传教育等各教育主体在内的完整的配合机制和系统的教育体系。[1]

## 第三节　加强课程教学技术化与工艺化

医学伦理学教学目标的转变和课程的融合必然促使课程教学方法、手段的多元化、立体化发展。医学伦理教育更注重信念的培养，而信念的培养是道德主体经由他律到自律，内化为主体生命一部分的过程，因此，传统的"靠嘴巴吃饭"的口授式道德说教不能发挥医学伦理教育的作用。

---

[1]　陈小平. 试论渗透性医学伦理道德教育主体目标责任体系的构建. 湖南中医药大学学报, 2008（10）: 73-75.

## 一、运用现代网络技术

现代科技的发展丰富了教学手段，运用电子计算机来收集和处理大量的资料、声音、图像等信息，展示更为生动丰富的感性直观形象与画面已成为教学现代化的一个特征，这对多维度地培养综合人文素质具有积极意义。一方面，网络参与教学利用二维、三维动画技术及音频和视频等技术，使抽象的知识简单化、生动化、趣味化以及直观化，有利于激发学生学习热情与兴趣。另一方面，现代网络技术可以使课程教学打破传统有限课堂时间、空间的限制，立足课堂并超越课堂进行学习，在节约教育资源、提高工作效率的同时，也给学生更多自主学习的空间和机会。

## 二、丰富教学形式，鼓励教师创新教学内容及形式，开展多元化教学

医学伦理学应根据教学内容灵活、适当地运用多样化的教学方法，通过案例教学，呈现医学临床领域中或影视资料中的一些典型案例，以使学生更直观生动地了解其临床应用。积极开展专题讨论，并尝试以问题为导向的 PBL（problem－based learning）教学模式，激发学生的参与意识和创造性学习热情。医学伦理学课程本身就有很多有争议的理论和问题，选取医学实践或医学发展中争议性的话题展开课堂辩论，鼓励学生批判地表达自己的观点，有助于培养学生自学的能力、独立解决问题的能力以及创新精神。创设情景剧或角色表演，将医疗实践中发生的与大宗生活相关的伦理困惑或道德难题以话剧、小品等形式表现出来，更能加深学生对所学伦理知识

的体验，更深刻地感悟、理解伦理道德。总之，依据丰富多彩的教学内容，运用灵活多变的教学方式，吸引学生兴趣，扩宽学生思维，重视学生参与课堂，使学生回归教学中的主体地位，鼓励学生做课堂的主人。

### 三、引入实践教学手段，注重伦理与实践的结合

实践教学是伦理教学中不可或缺的组成部分，医学伦理教育的起点和终点都是医学，医学伦理教育必须贴近临床，"服从并且服务于临床"。提升医者的综合素质，进行"医疗的人性化"，其实践的战场和立论的基础都在临床。① 因此，组织与临床相关的不同实践形式是切实可行的策略，这有利于巩固、强化伦理教育的效果，使学生能深刻体会伦理教育的内涵，从而达到学以致用的目的。一方面，聘请有丰富临床经验和一定伦理知识的医学专家或医生讲授伦理学相应课程，将临床中的实际难题呈现在学生面前，使学生真切地感受医学中的伦理问题。另一方面，组织学生到医院进行实地的医德调查研究，撰写调查报告或论文，培养学生在医学伦理范畴内发现问题、分析问题、解决问题的能力。实践教学手段的运用，有助于加深学生对医学伦理问题以及医学伦理教育重要性的认识，促进其在未来的医师职业生涯中从科学精神到人文精神的转型。

体验模式下的医学伦理学教学在内容上更具有广泛性和针对性，教学方法、手段更具灵活性和多样性。医学伦理教学将会是显性教育与隐性教育相结合、课堂教育与生活教育相结合、理论教育与实践教育相结合的多层次、多元化的教学。

---

① 吴菁. 中外医学伦理学教学对比研究与启示. 中国医学伦理学，2002（10）：35，39.

# 第四节　重视和加强医学伦理学学科与人才建设

在医学教育史上，医学伦理教育一直与专业教育处于相提并论的位置，它是整个医学教育过程中不可分割的一部分。除在大多数情况下将医学人文社科教育和人文社会医学教育作为生物医学的补充进行教学外，在医学院校设置以医学人文课程为主要特色的医学人文社科专业已成为一种教改倾向。而医学伦理学是医学人文最重要的构成部分，构建医学伦理学教学新模式不能不重视学科的建设。医学伦理学教学的成败得失既受制于学科发展，也会反过来对本学科的建设产生阻碍或者促进的作用。医学伦理学学科建设将以教材建设—课程建设—学科建设的互动与相互促进为发展方向。

除上文论述的课程建设中课程体系的融合外，教材建设也是整个伦理学教学体系中的重要组成部分。教材是人才培养过程中传授知识、训练能力和发展智力的重要工具和载体，高质量的教材是教学的基础。因此，加强教材建设，除了选取合适的教材外，还应以教学内容为突破口，结合各专业的特点，按照教学和临床需求编写贴近临床的高质量教材或者讲义。通过教材编写，不仅可以帮助教师了解最新的学科进展及内容，使教学内容更切合学生实际，提高教学效果，也可以培养一批优良的师资队伍，巩固教学内容，同时推进医学伦理学课程的建设，从而形成各要素间相互促进的伦理学教学体系。

医学伦理教育是一个系统工程，学科建设还应设立专门的教研机构。高等医学院校的人文社科教育机构已不再是单一的马列主义教研室，而是发展为包含哲学、历史、管理、医学史、心理咨询等多个人文社会学科课程部门的科教研体系。医学伦理学作为其中最重要的组成部分，也必然分化、发展出专门化的教研部门，反过来也更有利于促进伦理学学科的发展。

此外，优质的师资队伍也是医学伦理教育成功的关键因素之一。没有高素质的教师队伍，优良的教学效果就是空谈。加强师资建设，是保障医学伦理教育的必要条件。首先，加强师资培训，可实施岗前培训和青年教师导师培养制度，确保教学质量和加快教师的成长与发展。其次，鼓励教师外出进修学习和在职深造，拓展教师的学术视野和提升学历层次，从而提高教学术水平和教学质量。最后，加强高校内跨学院间的交流和高校间的合作。鼓励教师跨学院学习，了解各学科的相关知识及特点，打破学科间孤立、分散的状态，促进学科间知识的融会贯通，形成学术联盟。高校间可采用交换教学、学术交流等方式，取长补短，为学生引进新观点，促进伦理教育的共同发展。

## 第五节　加强医学伦理教育的持续性，构建长效教育机制

医学伦理教育的主要目标是让医学生培养良好的道德自律和批判性思维，帮助医学生正确认识和处理医疗实践中的各种伦理道德问题。医学伦理教育是学生不断体验、感悟、接受、内化的过程，不可能一蹴而就，因此医学伦理教育应融入医学生培养的全过程，将医学伦理学教学贯穿于教学的各个阶段中，将医学理论教育与医学教育系统有机地结合起来，形成完整的教学系统。

医学生走入校门后，经过在校学习和临床实践，到毕业时成为一名医务人员需要好几年的时间，他们的认知特点、知识学习的角

度、对医学的理解和态度，都呈现明显的阶段性、过程性和发展性。[①] 医学伦理教育应延伸于医学教育的各个阶段，并在不同阶段各有所侧重，通过持续的道德教育促进医学生综合人文素质的养成。

## 一、医学生入学时和毕业时的伦理教育

在医学生入学和毕业时进行医学生誓言宣誓活动，注重学生职业角色意识的培养，增强学生的职业责任感、自豪感。

## 二、医学基础课程的伦理教育

注重医学基础课程的道德教化功能，形成隐形的医德渗透机制。

首先，各医学院校在医学生基础学习阶段开设伦理学导论课程，使医学生潜移默化地开始思考伦理学是什么、为什么学习伦理学等基础问题，侧重让学生掌握医学伦理学的基础理论和原则，帮助学生树立"无德不从医"的思想。

其次，医学基础教育阶段主要开设医学理论课程和公共课程，一般都安排在大一或大二。公共课程作为医学生医学伦理道德教育的第一站，肩负着非常重要的任务。高等医学院校公共课程主要包括政治理论、英语、体育、艺术和美学等。而体育、艺术等课程则承担着强健学生体魄、净化学生心灵的重要责任。以语言学为例，礼貌性语言可使患者有亲切温暖感；安慰性语言可使患者有关怀可信感；解释性语言可使患者有体贴鼓舞感。

---

① 宁德斌. 构建医学院校医学伦理道德教育经常性机制的思考. 中国医学伦理学，2008 (5)：123 - 125.

### 三、医学专业课环节的医学伦理知识渗透

创新医学专业课教学，在专业教育中拓展伦理道德教育的空间，把医学伦理教育自觉地渗透到医学伦理学教学内容中，与医学伦理学等课程在功能上互补。专业课程应制定相应的伦理教学计划，特别是实用型人才的培养计划中应做出明确规定与具体要求。专业课程应充分发挥其载体作用和渗透作用，在"教书"的同时担负更多的"育人"功能，引导学生正确认识、分析和处理医疗活动中出现的伦理问题，充分发挥"转识为智""化性为德"的作用。

### 四、见习与实习阶段医学伦理理论的实践教育

临床实习就是医学基础理论与临床实践相结合的环节，是临床实践经验的积累过程，也是逐步培养合格医师具备执业技能的重要步骤。一方面，临床实习阶段的伦理教育应结合临床案例，主要以PBL、案例教学、专题讨论等形式讲授医学伦理学基本原则和规范、医患关系和医际关系等伦理问题，学会用医学伦理学的理论进行医疗决策。另一方面，要尽量选择医德高尚、医技精湛的优秀医师担任带教老师，使其在教学过程中融入论理学知识，做到言传身教。总之，加强临床实习阶段医学伦理再教育，促进现代医师职业精神形成，是整个伦理教育体系中的重要环节。

### 五、在职医生的伦理教育

在职医生每年也要参加院方规定的医学伦理培训，这样学校与

医院接力就形成了一个不间断的长效教育机制，其中医生接受的是终身医学伦理教育。

医学伦理教育通过渗透的方式在不同阶段促进医学生医德修养的形成。在整个教学过程中，教学内容与社会发展紧密结合起来，同时在不同阶段中在尊重和发展医学生个性的基础上促进综合人文素质的培养。

## 第六节　改变医学伦理学课程考核方式

为达到与教学目标的一致性，体验模式下的医学伦理学考核也应注重对医学生综合能力的考评，内容包括"发现问题、分析和解决问题的能力"。医学伦理学考核不应再局限于以单一的背诵、记忆知识为主的闭卷笔试形式，这种形式的考核并不能考察到医学生真实的医德状况。医学伦理学的习得是一个逐步内化为医学生主体行为的过程，因此其考核标准应建立在参与状态、行动状态和体验状态的基础上，伦理学的考核应变知识考核为能力考核，使考试变成一次知识的运用、思维的锻炼和综合能力的实质性提升。体验模式下的伦理考核应该是多维的、多向性的，要能够检验学生的认知程度和道德行为，避免评价的单一性和简单化。

伦理学考核应倡导评价主体多元化，在对学生医德素质的考核中，增强学校、医院和社会的力量，加强医学生自我评价、同学互评、教师测评、医院参评等；还应使评价方式多样化，综合运用谈话、成长记录、描述性评价、调查报告、个人档案、论文写作、考试等多种评价方式，对学生形成一个综合性的评价；又应避免评价僵化，要将形成性评价与终结性评价相结合，不但重视对学生学习结果的评价，更重视对学生医德认知发展过程的评价。①

## 第七节　加强对医学伦理教育效果评估的研究

要了解医学伦理学教学的实际效果和教学目标的实现情况，还应加强对医学伦理教育效果评估的研究。可根据不同阶段伦理学的教学内容，对教学方法和手段以及伦理道德水平、医学时间中解决伦理问题能力情况设计相应的问卷调查表，及时了解学生的反馈信息和教学效果。此外，也可以有针对性地进行访谈，掌握学生真实的职业态度和道德水平。这样，既能根据评估结果关注教学效果，适时对教学活动做出调整，也能促进伦理教育更好地发展。

## 第八节　小结

在医学人文走进医学问题的研究和实践上，关键的问题是能否走出一条具有中国特色、与中国的医疗行业现实和中国医学发展现实相符合的医学人文与医学结合的道路。这不是一个简单的理论层面的问题，而是一个复杂的实践问题。② 高等医学伦理学教学必须在改革中求发展，并在医学生的素质教育中发挥自身功能，这不仅是医学生的要求，也是社会的需要。体验模式下的医学论教育必须明晰医学人文的思想理念、制定课程内容体系、规划医学人文的发展战略、加强人文环境的设计构建、落实人文教育的实施办法、扩大人文知识的普及宣传、重视学科机构设置与师资培养、转变人文素

---

① 吕振波，张晋. 医德教育体验模式研究探微. 长春大学学报，2013（8）：1006 – 1008，1009.

② 边林. 人文走进医学究竟路有多长？——医学伦理与医学关系视角的讨论. 医学与哲学（A），2013（9）：19 – 23.

质的考核评价，这是推动伦理教育的基本策略。要让人文把握医学，应该对伦理教育培养目标、教学计划、课程设置、教学内容、教学方法、校园文化等各方面进行深入的、专门的研究，找出规律，总结经验，逐步形成适合中国国情、适合医学生成才成长规律的医学伦理学教学内容体系和教学方法体系。[①]

体验模式的医学伦理教育在教育内容上具有自我创新能力，在教育方法上具有广泛实践性，在教育过程上具有延伸性，在教育活动的开展上具有普遍自觉的教学理念与方法体系，能够体现时代性、上升性和渗透性的特点和要求。[②]

体验模式的医学伦理教育要让反映现代社会疾病发生发展规律的生物—心理—社会医学模式深入人心，使其成为医护人员医疗活动的指南；要让反映人类健康本质的现代健康观贴近公众，成为医务人员把握自己的医疗行为的参照和人们人生追求的目标；要从"保护人类健康，改善生命质量，保障基本人权，维护社会安定，发展社会经济，建设精神文明，反映社会公德"的高度去定义和诠释医学的目的、使命和社会功能。

① 郑木明，林新宏. 人文精神是医学科学的旗帜. 医学与哲学，2007，28（2）：24－25.
② 宁德斌. 构建医学院校医学伦理道德教育经常性机制的思考. 中国医学伦理学，2008（5）：123－125.

# 结语　天使的职责：对生命的呼唤

　　医生是我们人类最可爱的生命天使，医生也是我们人类最光荣的职业！

　　世界上最珍贵的是什么？不是金钱，不是知识，甚至也不完全是自由。世界上最珍贵的东西是我们的生命，因为生命是拥有一切的前提。自从来到这个世界的那一刻起，我们便开始了自己探索生命的旅程。在这奇幻的生命之旅中，我们从牙牙学语、蹒跚学步的幼童时期就开始尝试走出母亲的怀抱，开启对这个缤纷世界一步一步的探索：去发现家园之外的辽阔天空，去探寻巍巍的险峰，去亲近浩瀚的海洋……在这一路上，我们常以无限的勇气与热情去面对困境、挑战自然，希望能顺利走过荆棘，不断拓展生命的宽度，看到不一样的风光。然而，一旦健康离我们而去，这一路的探索就都成了幻影，因为离开了健康庇护的生命，是如此苍白与脆弱。

　　幸而，我们缤纷的生命之旅中从来不曾缺乏这样一群天使的守护：他们总是身着白袍，在我们最为脆弱、最为期待的时刻出现。不论即将面对的是 SARS 病毒发出的死亡威胁，还是洪水、地震等大灾之后满目疮痍的人间炼狱，亦或是地球另一端埃博拉病毒狰狞的魔鬼獠牙，只要我们有需要，他们就会穿上自己白色的战袍义无反顾地应招而来。医生是护卫生命的战士，为了守护人类的健康，他们不顾自身安危，日日夜夜奋斗在手术室那没有硝烟的战场上，只为了不辜负我们的生命嘱托。医生是抚慰心灵的亲人，为了帮助患者早日康复，他们不仅运用自己高超的医术与病魔战斗争夺，更时时用自己的一颗真心、一腔热忱关爱患者情绪的方方面面，只为了更好地为我们的生命之舟保驾护航。

每一朵小花都只能拥有一次绚烂的绽放，每一片绿叶都只能享受一个炎夏的炙热阳光，我们的生命又何尝不是这样呢？正因为生命短暂，我们才需要倍加珍惜时刻的光阴，努力在有限的人生历程中不断拓展它的宽度和厚度，使它在有限的时光里尽可能地发出最绚烂的火光。生命之路上拥有医生的陪伴与守护是我们的幸运，然而，将健康的责任全部留予医生是懒惰的选择。生命之所以神圣而珍贵，就在于它既脆弱又顽强，它既可能因为一些小小的意外而悄然流逝，造成难以弥补的遗憾，也可能因为我们的珍视而绽放出奇迹的光芒。在生命的旅途中，为了更好地体验每一年花开花落、每一天云卷云舒的美好时光，我们必须敬畏生命，在医生的指导下科学合理地安排作息饮食，关注自己的内心状况，珍视、呵护自己的健康。

生命之托，健康所系。对健康的每一次关注，都是一缕阳光，让生命绽放得更加灿烂；为了健康的每一点付出，都是一块基石，为生命构筑起更加坚固的城墙。守护健康需要的不仅是医生的付出，还离不开我们普通人的坚持。让我们和医生携起手来，用我们的赤诚构筑守望相助的理想关系，用我们的双臂共同撑起生命之光！

结语 天使的职责： 对生命的呼唤

# 参考文献

1. 樊浩. 当前中国伦理道德状况及其精神哲学分析. 中国社会科学, 2009 (4).

2. 杜治政. 医学伦理学魂归何处——医学伦理学30年的回顾与思考之二. 医学与哲学, 2010 (11).

3. 李孝林, 张德新, 李祥华. 新形势下加强医学生伦理道德教育意义的调查分析. 长江大学学报 (自然科学版), 2010 (3).

4. 马加海, 徐礼鲜, 王雪岩. 临床实习教学中的医学伦理学教育. 山西医科大学学报 (基础医学教育版), 2005 (2).

5. 石大璞, 高万祥, 李恩昌. 医学伦理学. 西安: 陕西人民教育出版社, 1991.

6. 王超, 朱红英. 医学伦理教育的现状及其分析. 检验医学教育, 2007 (4).

7. 王巍巍. 临床医学研究生医德现状分析与教育对策. 济南: 山东大学, 2007.

8. 王寅. 体验哲学探源. 外国语文, 2010 (6).

9. 马克思, 恩格斯. 马克思恩格斯全集: 第3卷. 北京: 人民出版社, 1960.

10. 罗伯特·索科拉夫斯基. 现象学导论. 高秉江, 张建华,译．武汉：武汉大学出版社，2009.

11. 扎哈维．胡塞尔现象学．李忠伟，译．上海：上海译文出版社，2007.

12. 刘重斌，闵顺琴．"感悟、体验、接收、内化"四个阶梯的医学伦理教育．医学教育探索，2009，8（7）.

13. 丘祥兴，孙福川，王明旭，等．医学伦理学．北京：人民卫生出版社，2013.

14. 许启彬．试论精神与医学伦理精神//樊浩，成中英．伦理研究·生命伦理学卷：2007—2008：下册．南京：东南大学出版社，2009.

15. 左振．高等医学院校学生医德教育存在的问题及对策．曲阜：曲阜师范大学，2014.

16. 李彩英．浅谈医学伦理教育的实践与途径．中国医学伦理学，2009，22（2）.

17. 查有梁．教育模式．北京：教育科学出版社，1993.

18. 胡塞尔．哲学作为严格的科学．倪梁康，译．北京：商务印书馆，1999.

19. 王寅．后现代哲学视野下的语言学前沿：体验人本观与认知语言学．外国语，2012（6）.

20. 乔治·莱考夫，马克·约翰逊．我们赖以生存的隐喻．何文忠，译．杭州：浙江大学出版社，2015.

21. 赵斌．医学理论与实践原理．复旦教育论坛，2004（5）.

22. 李本富，李曦．医学伦理学十五讲．北京：北京大学出版社，2007.

23. 刘健，刘佩珍．论《黄帝内经》对中医伦理思想的奠基．东南大学学报，2015（3）.

24. 胡涵锦，顾鸣敏. 医学人文教程. 上海：上海交通大学出版社，2007.

25. 张清. 解读现代师生关系的内涵. 教育与职业，2007（27）.

26. 陈小平. 试论渗透性医学伦理道德教育主题目标责任体系的构建. 湖南中医药大学学报，2008（28）.

27. 宁德斌. 构建医学院校医学伦理道德教育经常性机制的思考. 中国医学伦理学，2008（5）.

28. 刘正光. 体验哲学——体验心智及其对西方思想的挑战. 外语教学与研究，2001（6）.

29. 武亚军，孙轶. 中国情境下的哈佛案例教学法：多案例比较研究. 管理案例评论与研究，2010（2）.

30. 丁剑钢，王生珏. 试论经典阅读的目的与方法. 山西大学学报，2003（5）.

31. 瓦西留克. 体验心理学. 黄明，等译. 北京：中国人民大学出版社，1989.

32. 万慧进. 高校闲暇德育对大学生闲暇德性的建构. 理论与改革，2007（5）.

33. 张耀灿，邱伟光. 思想政治教育原理. 北京：高等教育出版社，2011.

34. 周肇光. 高校图书馆的校园文化引领功能与社会责任. 大学图书馆学报，2011（6）.

35. 边林. 人文走进医学究竟路有多长？——医学伦理与医学关系视角的讨论. 医学与哲学（A），2013（9）.

36. 陈小平. 试论渗透性医学伦理道德教育主体目标责任体系的构建. 湖南中医药大学学报，2008（10）.

37. 陈延亭. 基于《大医精诚》医学伦理思想的护生专业价值

观研究．北京：北京中医药大学，2012.

38. 林新宏．社会医学新视野．广州：广东科技出版社，2002.

39. 刘剑．现代医学伦理原则的探析与构建．上海：华东师范大学，2006.

40. 刘剑，刘佩珍，蒋涛．礼节、职责、伦理决策——阿尔伯特·琼森医学伦理思想述评．医学与哲学（A），2013（10）．

41. 刘俊荣．人文视野中的医学．北京：中国文史出版社，2014.

42. 刘伟．我国医学伦理委员会法定伦理审查机制研究．济南：山东大学，2008.

43. 吕振波，张晋．医德教育体验模式研究探微．长春大学学报，2013（8）．

44. 宁德斌．构建医学院校医学伦理道德教育经常性机制的思考．中国医学伦理学，2008（5）．

45. 商建伟，柳红芳，陈彤．从医学伦理委员会国际 SIDCER 认证探讨我国临床研究伦理审查的规范化建设．北京中医药，2013（4）．

46. 王海滨．基于医学伦理原则与组织伦理氛围的医患沟通行为研究．重庆：第三军医大学，2012.

47. 吴菁．中外医学伦理学教学对比研究与启示．中国医学伦理学，2002（10）．

48. 奚益群，樊民胜，唐燕．从医务人员对医学伦理的了解看医学伦理教育．中国医学伦理学，2005（1）．

49. 余琳，李卫军，余波，等．医学道德教育的实效性研究．中国医学伦理学，2004，17（1）．

50. 曾嘉霖，陈旻．临床实习阶段医学伦理学教学模式的构建．

福建医科大学学报（社会科学版），2014（12）.

51. 赵放．医德教育中道德体验模式的构建．医学与社会，2011（1）.

52. 赵艳琼．医学伦理问题与医学伦理委员会及其作用．广西医科大学学报（社会科学版），2006（S1）.

53. 郑木明，林新宏．人文精神是医学科学的旗帜．医学与哲学，2007，28（2）.

54. LAKOFF G & JOHNSON M. Philosophy in the flesh—the embodied mind and its challenge to Western thought. New York：Basic Books，1999.

55. MERLEAU－PONTY M. The phenomenology of perception. London：Routledge and Kegan Paul，1962.

56. KRATHWOHL D R. A revision of Bloom's taxonomy：an overview. Theory in practise，2002（4）.